S. D. Heintze / Chr. Finke / P.-G. Jost-Brinkmann / R.-R. Miethke

Individualprophylaxe in der Kieferorthopädie

Moderne Aspekte der Karies- und Parodontalprophylaxe
unter besonderer Berücksichtigung von Patienten mit festsitzenden
und herausnehmbaren kieferorthopädischen Geräten

Individualprophylaxe in der Kieferorthopädie

Moderne Aspekte der Karies- und Parodontalprophylaxe unter besonderer Berücksichtigung von Patienten mit festsitzenden und herausnehmbaren kieferorthopädischen Geräten

Dr. med. dent. Siegward D. Heintze
Dr. med. dent. Christian Finke
Dr. med. dent. Paul-Georg Jost-Brinkmann
Prof. Dr. med. dent. Rainer-Reginald Miethke

Abteilung für Kieferorthopädie und Kinderzahnheilkunde,
Freie Universität Berlin

Quintessenz Verlags-GmbH
Berlin, Chicago, London, São Paulo und Tokio

Die Deutsche Bibliothek – CIP-Einheitsaufnahme

Individualprophylaxe in der Kieferorthopädie : moderne
Aspekte der Karies- und Parodontalprophylaxe unter besonderer
Berücksichtigung von Patienten mit festsitzenden und
herausnehmbaren kieferorthopädischen Geräten / Siegward D.Heintze...–
Berlin ; Chicago ; London ; São Paulo ; Tokio :
Quintessenz Verl.-GmbH, 1992
ISBN 3-87652-564-0
NE: Heintze, Siegward

Medizin als Wissenschaft ist ständig im Fluß. Experimentelle und klinische Forschung erweitern ständig unsere Kenntnisse, speziell hinsichtlich der operativen und medikamentösen Therapie. Autoren und Verlag haben größte Mühe darauf verwandt, daß alle Angaben genau dem Wissensstand bei Fertigung des Buches entsprechen. Dennoch ist jeder Benutzer aufgefordert, die Beipackzettel der verschiedenen Präparate zu prüfen, um in eigener Verantwortung festzustellen, ob die gegebenen Empfehlungen der Firmen hinsichtlich der Dosierung oder Beachtung von Kontraindikationen sowie Arzneimittel-Neben- und Wechselwirkungen von den Angaben und Vorschriften dieses Buches abweichen. Jegliche Anwendung von Arzneien, Materialien, Präparaten und Behandlungsmethoden erfolgt in eigenverantwortlicher Tätigkeit des jeweiligen Arztes oder Zahnarztes.
In diesem Buch sind die geschützten Warennamen (Warenzeichen) nicht grundsätzlich besonders kenntlich gemacht worden. Aus dem Fehlen eines Hinweises kann jedoch nicht geschlossen werden, daß es sich um freie Warennamen handelt.

Dieses Werk ist urheberrechtlich geschützt. Jede Verwertung außerhalb
der engen Grenzen des Urheberrechtsgesetzes ist ohne Zustimmung des Verlages
unzulässig und strafbar. Dies gilt insbesondere für Vervielfältigungen,
Übersetzungen, Mikroverfilmungen und die Einspeicherung und Verarbeitung
in elektronischen Systemen.

Copyright © 1992 by Quintessenz Verlags-GmbH, Berlin

Satz und Druck: Bosch-Druck, Landshut/Ergolding
Lithographie: Findl & Partners, Icking
Bindearbeiten: Lüderitz & Bauer, Berlin
Printed in Germany
ISBN 3-87652-564-0

Geleitwort

Die Zahnmedizin befindet sich in einem tiefgreifenden Umbruch.
Fast ein Jahrhundert waren ihre Hauptanliegen die Therapie der Karies und die Behandlung der Folgezustände von Karies und Parodontopathien. Neue und sich ständig und schnell weiterentwickelnde Instrumentarien, Techniken und Materialien machten die rekonstruktive Zahnheilkunde durchaus attraktiv, aber auch immer kostspieliger.
Heute wird erkannt, daß die Verhütung der oralen Erkrankungen das vornehmere Ziel einer modernen Zahnmedizin ist. Zwar hat es schon seit alters her „Rufer in der Wüste" gegeben, die diese Forderung – auch für die Allgemeinmedizin – erhoben (siehe die Worte des *Hippokrates*, die der Einführung zu diesem Werk vorangestellt sind); aber durchsetzen konnte sich die Prophylaxe nur langsam. Man fragt sich, warum? Sind doch seit Ende des Zweiten Weltkrieges mannigfaltige Möglichkeiten der Verhütung nicht nur aus der Erfahrung bekannt, sondern auch immer wieder wissenschaftlich belegt worden. Am ehesten fanden kollektivprophylaktische Maßnahmen wie die Trinkwasserfluoridierung – in der Schweiz und neuerdings in Deutschland auch die Salzfluoridierung – Gehör und führten zu einer bemerkenswerten Reduktion der Karies. Gruppenprophylaxe fordert den Patienten nicht; sie kommt „automatisch" jedem, auch jedem Ignoranten, zugute. Leider konnten sich diese Vorbeugemaßnahmen aber nicht weltweit durchsetzen, und sie haben auch keine prophylaktische Wirkung bei Gingivitiden und Parodontitiden. Wir können nicht auf flächendeckende, die ganze Bevölkerung erfassende gruppenprophylaktische Maßnahmen warten. Selbst semikollektive Vorbeugung, wie sie in Schulen oder Schulzahnkliniken durchgeführt wird, erfaßt nur einen Teil der Bevölkerung.
Individuelle Prophylaxe ist gefordert! Und hier setzt das vorliegende Werk an. Die Autoren beschäftigen sich intensiv mit den Ursachen der Karies und der Parodontopathien. Aufgrund der bekannten Ätiologiefaktoren wird dann eine folgerichtige Kausalprophylaxe beschrieben. Ihre drei Hauptpfeiler Mundhygiene, Ernährung und Fluoride werden ausführlich diskutiert. Während Ernährungssteuerung und Fluoridapplikation der Karies vorbeugen, dient eine konsequente Mundhygiene gleichermaßen der Verhütung der Karies wie auch der Parodontitis. Ergänzende lokalmedikamentöse Maßnahmen in Form von Desinfektionsmitteln wie Chlorhexidin, Sanguinarin u.a. finden ebenfalls gebührend Erwähnung. Weiterhin wird das große Problem, Patienten zur prophylaktischen Mitarbeit zu motivieren, angesprochen. So verlangen unterschiedliche Wertvorstellungen und Verhaltensweisen jedes Individuums vom Praktiker ein erhebliches Einfühlungsvermögen, damit ein tragfähiges Vertrauensverhältnis zwischen Patient und Zahnarzt aufgebaut werden kann.
Die Autoren verfügen über umfassende Literaturkenntnisse. Sie begnügen sich jedoch nicht mit zahlreichen Zitaten, sondern setzen sich mit den vielen weltweit

durchgeführten Untersuchungen kritisch auseinander und leiten daraus für die Praxis relevante und zu empfehlende Prophylaxemaßnahmen ab. Diese sollten von jedem Praktiker beherzigt werden.

Darüber hinaus spricht das Werk speziell den Kieferorthopäden an. Was nutzt die beste und erfolgreichste kieferorthopädische Behandlung, wenn am Ende der Therapie wegen der eingeschränkten Mundhygiene Schäden am Parodont und an den Zahnhartgeweben verbleiben?

Das vorliegende Werk nicht nur durchzublättern, sondern wirklich zu studieren, muß jedem Zahnarzt, der die moderne Zahnmedizin mitgestalten möchte, dringend empfohlen werden.

Klaus H. Rateitschak, Basel

Anstelle eines Vorwortes

1. Ist orale Gesundheit ein Zufall?
2. Gibt es Bakterien, die speziell dafür verantwortlich sind, daß Karies oder Parodontitis entsteht?
3. Welches sind die drei Säulen der Prophylaxe, und welche Rolle spielen sie heute noch?
4. Läßt sich das Kariesrisiko eines Patienten vorhersagen?
5. Ist Kieferorthopädie an sich eine karies- und parodontalprophylaktische Maßnahme?
6. Was sind „chemische Zahnbürsten"; wann und wie werden sie eingesetzt?
7. Welches Prophylaxekonzept ist einerseits praktikabel und andererseits wirtschaftlich?

Sollten Sie alle sieben Fragen ohne Schwierigkeiten und richtig beantwortet haben, so legen Sie dieses Buch gleich wieder weg. Wenn nicht, soll es Sie unterrichten und anregen, wie Sie Prophylaxe wirkungsvoll und dennoch einfach in Ihrer Praxis umsetzen können.

Entschließen Sie sich, den folgenden Text zu lesen, so können Sie wählen, ob er Ihnen in der vorliegenden Form ausreicht, oder ob Sie weitere Einzelheiten kennenlernen wollen. Für den letztgenannten Fall haben wir zahlreiche Literaturquellen eingefügt. Ganz am Ende finden Sie ein Verzeichnis der im Text besprochenen beziehungsweise auf Abbildungen gezeigten Materialien, Instrumente und Geräte.

Wir wünschen Ihnen beim Lesen Freude und Erfolg.

Siegward D. Heintze
Christian Finke
Paul-Georg Jost-Brinkmann
Rainer-Reginald Miethke

Inhaltsverzeichnis

1	Einführung	11
2	Ätiologie der Karies und Parodontopathien	19
2.1	Karies	19
2.2	Gingivitis und Parodontitis	23
2.3	Zusammenfassung	24
3	Relativierung bisheriger Prophylaxe-Konzepte	27
3.1	Mundhygiene	28
3.2	Ernährung	36
3.3	Resistenzerhöhung des Wirtes	38
3.4	Zusammenfassung	45
4	Nutzen und Risiken einer kieferorthopädischen Behandlung für die Zahnhartgewebe und das Parodont	47
4.1	Zahnfehlstellungen und Behandlungsnotwendigkeit	47
4.2	Kieferorthopädische Behandlung als karies- und parodontalprophylaktische Maßnahme	48
4.3	Risiken einer kieferorthopädischen Behandlung für die Zahnhartgewebe und das Parodont	51
4.3.1	Herausnehmbare Geräte	51
4.3.2	Festsitzende Apparaturen	53
4.4	Zusammenfassung	61

5		Auf der Suche nach einem praktikablen Prophylaxekonzept	63
5.1		Allgemeine Gesichtspunkte	63
5.2		Bestimmung des aktuellen Kariesrisikos	65
5.2.1		Mutans Streptokokken-Bestimmung	66
5.2.2		Laktobazillen-Bestimmung	68
5.2.3		Andere Prädiktoren	70
5.3		Maßnahmen zur Reduktion kariogener Keime	72
5.3.1		Mundhygiene	72
5.3.1.1		Mundhygiene-Indizes	73
5.3.1.2		Hilfsmittel und Techniken zur manuellen Zahnreinigung	76
5.3.1.3		Elektrische Zahnbürsten	84
5.3.1.4		Professionelle Zahnreinigung	87
5.3.2		Ernährung	92
5.3.3		Pharmazeutische Adjuvantien	94
5.3.3.1		Fluoride	94
5.3.3.2		Chlorhexidin	100
5.3.3.3		Sanguinarin	105
5.3.3.4		Andere Präparate zur Plaquehemmung	106
5.3.4		Mechanische Maßnahmen	108
5.4		Überlegungen zur Karies- und Parodontalprophylaxe bei Patienten mit herausnehmbaren Geräten	113
5.5		Überlegungen zur Karies- und Parodontalprophylaxe bei Multiband-Patienten	115
5.5.1		Parodontitisrisiko	116
5.5.2		Bestimmung des Kariesrisikos	119
5.5.3		Versorgung kariöser Läsionen	119
5.5.4		Instruktion und Motivation	124
5.5.5		Recall	125
5.6		Zusammenfassung	127
6		Literatur	131
7		Material- und Instrumentenverzeichnis	149
8		Danksagungen	155
9		Sachregister	157

1 Einführung

*„Schön ist es, um die Kranken besorgt zu sein,
ihrer Gesundheit wegen;
viel schöner, um die Gesunden besorgt zu sein,
ihres Nichterkrankens wegen!"*

(Hippokrates, 460 bis 377 v. Chr.)

Selten ist in der Medizin der Zusammenhang zwischen einer Erkrankung und ihrer Verhütung so eindeutig und wissenschaftlich fundiert wie bei dem Entstehen von Karies und Parodontopathien. Dennoch sind Karies und Parodontitis in den industrialisierten Ländern nach wie vor „Volksseuchen". Ihre Behandlung verschlingt allein in Deutschland Jahr für Jahr viele Milliarden, obschon man seit zwei bis drei Jahrzehnten die Ätiologie dieser Zahn(bett)erkrankungen relativ gut kennt. Aus dieser Kenntnis heraus sind Möglichkeiten einer Verhütung von Karies und Parodontitis bekannt und erprobt. Trotzdem haben bislang alle Bemühungen um Aufklärung und Prophylaxe zumindest in der alten Bundesrepublik Deutschland nicht zu einem durchschlagenden Erfolg geführt. Noch immer sind die Kariesraten hier relativ hoch, auch wenn die Ergebnisse einer groß angelegten repräsentativen Studie des Institutes der Deutschen Zahnärzte (IDZ) für die ehemalige Bundesrepublik Deutschland eine scheinbar geringe Karieshäufigkeit offenbaren: Der aus den Daten 8- bis 9jähriger und 13- bis 14jähriger interpolierte DMFT-Wert* von 4,1 für 12jährige liegt im internationalen Vergleich lediglich im mittleren Bereich *(Naujoks & Hüllebrand* 1985, *Møller* 1988; *Sundberg* 1988; IDZ 1990; *Busse & Geiger* 1990) (Abb. 1-1).

Eine repräsentative Untersuchung von 12jährigen Schülern in Berlin ergab sogar einen DMFT-Wert von 5,6 *(Butros* 1987). Außerdem ist anzumerken, daß sowohl bei der Berliner Studie als auch bei der IDZ-Untersuchung keine Bißflügelaufnahmen zur Diagnostik der Approximalkaries herangezogen wurden, so daß ein Informationsverlust von 30 bis 50% zu befürchten ist *(Hotz* 1977; *Gröndahl* 1979).

Bei den Erkrankungen des Zahnhalteapparates, zu dem auch die Gingiva propria gehört, ist altersabhängig eine noch höhere Erkrankungsrate zu finden. Aus einer Schweizer Studie von *Curilović* (1977) geht hervor, daß ab dem 50. Lebensjahr mehr Zähne durch Parodontitis verlorengehen als durch Karies. Die Gingivitis dagegen erreicht bei Jugendlichen in der Pubertät einen Höhepunkt *(Curilović* et al. 1977), um danach wieder abzusinken. Die Häufigkeit von Gingivitis ist je nach Studie sehr unterschiedlich und schwankt von einigen Prozenten bis zu fast 100 Prozent der Untersuchten *(Page & Schröder* 1982). Bei der IDZ-Studie wurden für die Bundesrepublik Deutschland bei der Mehrheit der Probanden in allen Altersgruppen gingivale Entzündungen registriert. Eine entzündungsfreie Gingiva zeigten noch knapp 30% der 8- bis 9jährigen, zirka 14% der 13- bis 14jährigen und noch etwa 10% der 35- bis 54jährigen (IDZ 1991). Die Ergebnisse einzelner Stu-

---

* Der DMFT-Wert gibt an, wie viele bleibende Zähne kariös (D = decayed) oder gefüllt sind (F = filled) beziehungsweise fehlen (M = missing). Der DMFT-Index (T = tooth) bezieht sich auf alle Zähne, der DMFS-Index (S = surface) auf die gesamten Zahnflächen der bleibenden Zähne. Für die entsprechenden Angaben des Milchgebisses werden die Buchstaben des Indexes klein geschrieben: dmft oder dmfs.

Einführung

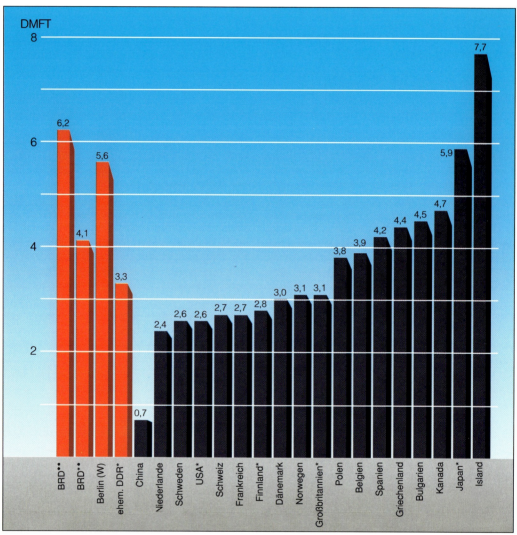

Abb. 1-1 Kariesprävalenz (DMFT-Index) 12jähriger Kinder im internationalen Vergleich.
*   = Repräsentative Studie für das gesamte Land
**   = Studie von *Naujoks* und *Hüllebrand* (1985)
*•   = IDZ-Studie, Wert interpoliert aus den Daten 8- bis 9- und 13- bis 14jähriger

dien verschiedener Länder sind nur unter Vorbehalt zu vergleichen, da zum einen unterschiedliche Indizes verwendet wurden, zum anderen soziale und ethnologische Faktoren berücksichtigt werden müssen. Obgleich zwischen Plaquebefall und Schweregrad einer Gingivitis ein Zusammenhang besteht, muß sich aus einer Gingivitis nicht zwangsläufig eine Parodontitis entwickeln (*Page & Schröder* 1982). Eine Gingivitis ist kurzfristig auch ohne Therapie bis zu einem gewissen Grade reversibel (*Rateitschak* et al. 1989). Umgekehrt geht jeder Parodontitis regelmäßig eine Gingivitis voraus.

Die Ergebnisse über die Häufigkeit parodontaler Destruktionen müssen wie bei der Gingivitis vorsichtig interpretiert werden. Die Parodontitis ist keine generalisierte Erkrankung. Einzelne Zahnregionen, besonders die Molaren, zeigen häufig einen stärkeren Attachmentverlust als andere Zahnbogenabschnitte. Bei der IDZ-Studie kamen parodontale Destruktionen mit Taschen über 6 mm nur bei zirka 0,4% der Jugendlichen vor, während bei den Erwachsenen ein Anstieg auf 15,1% (35- bis 44jährige) beziehungsweise auf 19,2% (45- bis 54jährige) festgestellt wurde (IDZ 1991). Parodontitis ist demnach eine altersabhängige Erkrankung: Je älter untersuchte Patienten sind, desto häufiger und schwerer werden sie unter parodontalen Erkrankungen leiden.

Die Gründe, warum Karies immer noch und Parodontitis in steigendem Maße „Volksseuchen" darstellen, sind vielfältig. Mögliche Ursachen sind zum einen ein unzureichender staatlicher Gesundheitsdienst, ein überholtes Curriculum der Universitäten sowie ein nicht prophylaxeorientiertes Vergütungssystem der Zahnärzte und zum anderen die Trägheit und Verantwortungslosigkeit der betroffenen Patienten und ihrer Eltern. Mangelnde Verantwortung ist eine menschliche Eigenart, die auch in anderen Bereichen anzutreffen ist: Menschen leben bewußt ungesund, trinken Alkohol, rauchen und ernähren sich falsch – trotz ständiger Aufklärung und in Kenntnis der damit verbundenen Gesundheitsschäden. Da Karies und Parodontitis keine lebensbedrohenden, ja nicht einmal lebensverkürzende Erkrankungen darstellen, ist die Sorglosigkeit ihnen gegenüber besonders groß. Selbst der Verlust eines Zahnes führt kaum zu einer besseren Einsicht und bewirkt nur selten einen Drang nach Information, wie diese „Erkrankung" zum Stillstand gebracht werden kann.

Bei einer Repräsentativbefragung Berliner Eltern kam zutage, daß sich nur etwa die Hälfte der Interviewten je bei ihrem Zahnarzt nach Prophylaxemöglichkeiten erkundigt hatte; ein Fünftel der Befragten stand sogar jeglichen Präventivratschlägen gleichgültig gegenüber (*Jäckle* 1989).

Hier muß ein wirksames Gesundheitssystem in Form einer flächendeckenden Primärprophylaxe bestehend aus Aufklärung, frühzeitiger Erfassung der Zahn- und Zahnbetterkrankungen sowie Individual- und Gruppenprophylaxe ansetzen. Hier stehen auch alle niedergelassenen Zahnärzte in der Pflicht, das heißt, sie müssen umdenken – weg von der „Flick-Zahnheilkunde", weg von der Dominanz restaurativer Behandlungen, hin zu einer präventiven Therapie und zur recallgestützten Gesamtsanierung eines Gebisses.

Eine kieferorthopädisch-orthodontische Behandlung stellt einen schwerwiegenden Eingriff in das Ökotop Mundhöhle dar, sind doch die zahlreichen Retentions- und Bewegungselemente die Ursache für eine erhöhte Kariesgefährdung.

Hier ist der Kieferorthopäde gefordert, die durch seine Behandlung erhöhten Risiken für Zahnhartgewebe und Halteapparat zu erkennen und sie durch geeignete Maßnahmen abzuschwächen.

Idealerweise ist eine kieferorthopädische Behandlung an sich eine kariesprophylaktische Maßnahme (Abb. 1–2 a bis f). Leider dürfte auch das umgekehrte Bild mit massiven Initialläsionen oder bereits weiter fortgeschrittenen Schmelzzerstörungen nach dem Entfernen von Bändern und Brackets jedem Kieferorthopäden bekannt sein (Abb. 1–3 a bis c). Anderer-

Einführung

Abb. 1-2 Intraorale Aufnahmen einer Patientin mit ausgeprägtem Engstand vor und nach kieferorthopädischer Behandlung.

Abb. 1-2 a bis c Der ektope Eckzahndurchbruch auf der linken und die Transposition zwischen Eckzahn und 1. Prämolaren auf der rechten Kieferhälfte führten gleichermaßen zu Funktionsstörungen und Problemen bei der Reinigung dieser Zähne.

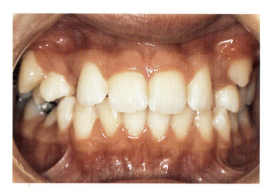

Abbildung 1-2 a

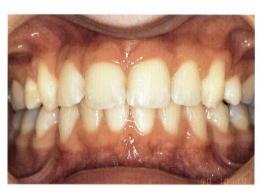

Abb. 1-2 d bis f Durch kieferorthopädische Therapie mit Extraktion von vier Prämolaren wurde innerhalb von 20 Monaten ein praktisch eugnathes Gebiß geschaffen, das nun gute Voraussetzungen für funktionelle und parodontale Gesundheit bietet.

Abbildung 1-2 d

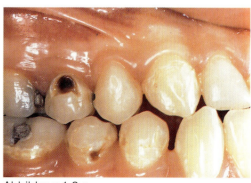

Abb. 1-3 a bis c Ausgeprägte zervikale Schmelzdemineralisationen nach Behandlung mit festsitzenden kieferorthopädischen Geräten.

Abbildung 1-3 a

Einführung

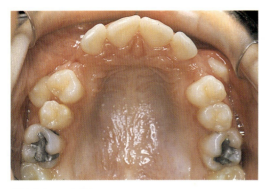
Abbildung 1-2 b

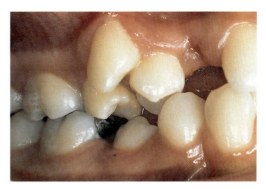
Abbildung 1-2 c

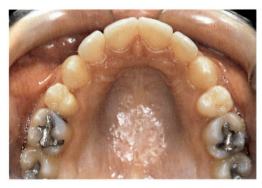
Abbildung 1-2 e

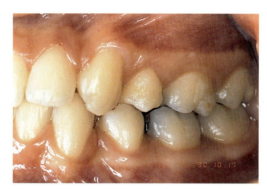
Abbildung 1-2 f

FI.MIE.1-3B

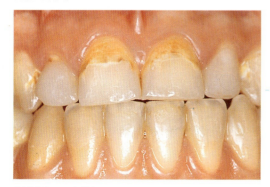
Abbildung 1-3 b

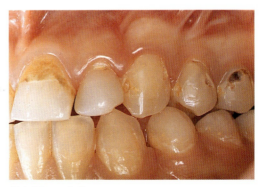
Abbildung 1-3 c

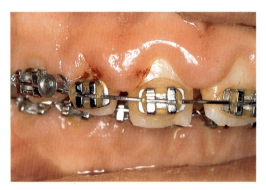 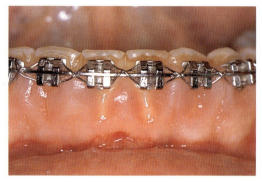

Abbildung 1-4 a　　　　　　　　　　Abbildung 1-4 b

Abb. 1-4 a und b Gingivale Hyperplasien durch mangelhafte Mundhygiene im Zusammenhang mit einer orthodontischen Therapie; (a) Oberkiefer, (b) Unterkiefer.

seits können gingivale Hyperplasien die Zahnreinigung zusätzlich erschweren (Abb. 1–4 a und b). Doch sind nicht solche Hyperplasien auch Folge mangelnder Zahnpflege?

Der einzig sinnvolle Ansatz, um derartige Zustandsbilder zu vermeiden, besteht in einer systematischen karies- und parodontalprophylaktischen Betreuung.

Ein allgegenwärtiges Schlagwort lautet zur Zeit „ästhetische" oder „kosmetische Zahnheilkunde". Tatsächlich wünschen sich immer mehr Patienten nicht nur ein gesundes Gebiß, sondern auch schöne und regelhaft stehende Zähne (Abb. 1–5). Geweckt und unterstützt werden solche Wünsche durch Schönheitsideale der Werbung. Darüber hinaus suchen die Zahnärzte selbst aufgrund zurückgehender Karies und einer sich ausbreitenden Amalgamphobie neue Betätigungsfelder.

Die Kieferorthopädie kann zur dentofazialen Ästhetik einen gehörigen Beitrag leisten. Tatsächlich nehmen kieferorthopädische Behandlungen stetig zu: Heutzutage werden in der Bundesrepublik Deutschland über die Hälfte aller Kinder und Jugendlichen eines Jahrgangs in irgendeiner Form kieferorthopädisch behandelt. Alle Fächer der Zahnheilkunde müssen sich aber davor hüten, die Reparation in den Vordergrund zu stellen und dabei die Verhütung zu vergessen. Auch die Kieferorthopädie darf sich hierbei nicht ausnehmen.

Ist die Verschiebung von Zähnen und die Verlagerung der Kiefer in eine regelrechte Stellung nicht ebenfalls, aus kieferorthopädischer Sicht zumindest, eine Reparation? Es wäre töricht und unethisch, eine solche kieferorthopädische Korrektur mit kariösen Läsionen und einer Parodontitis zu erkaufen. Selbst von der in letzter Zeit beeindruckenden Entwicklung im Bereich der ästhetischen Zahnheilkunde sollte man sich in diesem Zusammenhang nicht blenden lassen. Natürlich haben sich, – nicht zuletzt durch die Adhäsivtechnik – die Möglichkeiten, Zahnschäden so zu beseitigen, daß die Restaurationen fast nicht mehr zu sehen sind, beinahe dramatisch verbessert. Neue Kompositmaterialien, keramische Inlays und Verblendschalen, Vollkeramikkronen, Implantate und auch neue parodontalchirurgische Techniken bieten in fast allen, selbst in hoffnungslos erscheinenden Fällen, Lösungen an. Doch eine restitutio ad integrum ist mit keinem Material und keiner Methode erreichbar. Der natürliche Zahn,

Einführung

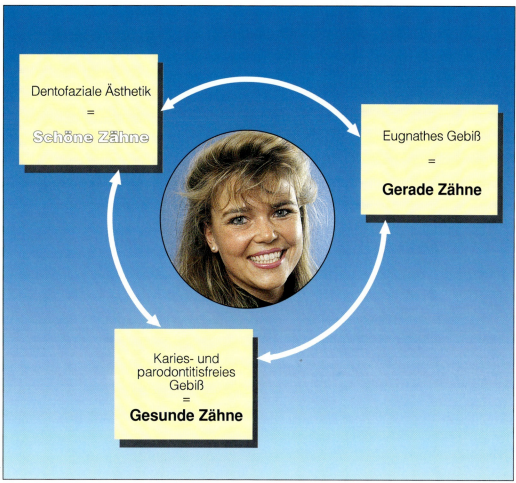

Abb. 1-5 Gesunde Zähne tragen wesentlich zur dentofazialen Ästhetik eines Patienten bei. Auch die Kieferorthopädie kann bei gegebener Indikation einen wesentlichen Beitrag dazu leisten. Zu beachten sind aber die Verknüpfungen untereinander. In einem kranken Gebiß kann man keine erfolgreiche Kieferorthopädie betreiben. Während der kieferorthopädischen Behandlung müssen Schäden an Zahnhartsubstanz und Parodont vermieden werden. Nur so kann die vom Kieferorthopäden angestrebte und vom Patienten gewünschte Ästhetik des Gebisses in vollem Umfang hergestellt und bewahrt werden.

das kariesfreie Gebiß mit einem gesunden Zahnhalteapparat ist jeglicher Restauration um ein Vielfaches überlegen. Jeder zahnheilkundlich Tätige trägt ein Stück Verantwortung für seine Patienten, daß deren Gebisse nach Möglichkeit ein Leben lang gesund bleiben. Gerade der Kieferorthopäde kann durch seine notwendigerweise intensive karies- und parodontalprophylaktische Betreuung bei seinen oft kleinen Patienten nachhaltige Wirkungen erzielen.

Das vorliegende Buch soll einerseits die praxisrelevanten Aspekte der Karies- und Parodontitisätiologie und andererseits die Möglichkeiten der oralen Prävention darstellen, um deren relative Rolle im Einzelfall zu bewerten. Schließlich soll dem Zahnarzt ein praktikables Prophylaxekonzept speziell für kieferorthopädisch zu behandelnde Patienten an die Hand gegeben werden.

2 Ätiologie der Karies und Parodontopathien

2.1 Karies

Jeder kariösen Läsion geht eine Demineralisation des Zahnschmelzes durch organische Säuren voraus, die von Bakterien der Zahnplaque aus Kohlenhydraten der Nahrung erzeugt werden. Nach *Keyes* (1962) sind drei Faktoren für die Kariesentstehung erforderlich: der Zahn als Wirt, die säurebildenden Mikroorganismen und das vergärbare Substrat, besonders in Form von niedermolekularen Kohlenhydraten. *Newbrun* (1978) hat zu diesen Voraussetzungen noch den Faktor „Zeit" hinzugefügt. Mithin ist die Karies also kein monokausales Geschehen, sondern mindestens vier Faktoren sind stets daran beteiligt, und weitere kommen im Einzelfall verstärkend oder abschwächend hinzu. Daß alle der vier oben genannten Faktoren zusammenkommen müssen, damit sich Karies entwickelt, wurde in genau konzipierten, umfangreichen Tierexperimenten gezeigt (*Orland* et al. 1954, 1955; *Keyes* 1960): Trotz stark kohlenhydrathaltiger Ernährung bildete sich bei keimfrei aufgezogenen Ratten keine Karies. Ebenfalls entstand bei Ratten mit einer normalen Mundflora, die jedoch mit einer Magensonde ernährt wurden, keine Karies. Das heißt also, Mikroorganismen zusammen mit einem passenden Substrat sind die unabdingbaren Voraussetzungen der Kariesgenese; der Zahn wird als selbstverständlich vorausgesetzt.
Eine ähnliche Rolle spielen Mikroorganismen bei der Entwicklung von Parodontopathien. Auch hier konnte im Tierexperiment nachgewiesen werden, daß sich ohne mikrobielle Plaque keine Gingivitis und keine Parodontitis ausbilden (*Löe* et al. 1965; *Lindhe* et al. 1973, 1975).
Die mikrobielle Plaque ist somit das Hauptagens für das Entstehen von Zahnerkrankungen (Abb. 2-1 a und b).
Plaque ist jedoch nicht gleich Plaque. Zwar scheint die Dicke der Beläge nicht entscheidend zu sein (*König* 1988), wohl aber deren Zusammensetzung.
Erwiesenermaßen ist die Kariesentwicklung zu einem großen Teil an spezifische Bakterien gebunden. Durch häufige Zufuhr von kohlenhydratreicher Kost wird für bestimmte Keime der Nährboden für ein optimales Wachstum geschaffen. Diese Keime gedeihen am günstigsten in einem Milieu, das einen niedrigen pH-Wert aufweist, den sie sich selbst durch die Produktion organischer Säuren schaffen. Es handelt sich also nicht nur um säureproduzierende (azidogene) Bakterien, sondern auch um säuretolerante. Hierzu zählt besonders die Laktobazillen-Gruppe, die jahrzehntelang als entscheidende Bakteriengruppe betrachtet wurde (Abb. 2-2).
Jay konnte 1947 nachweisen, daß durch eine kohlenhydratrestriktive Diät die Laktobazillenzahl enorm zurückgeht und mit ihr die Häufigkeit kariöser Läsionen. Dennoch muß immer zwischen Ursache und Wirkung unterschieden werden. Im Tierexperiment ist es jedenfalls nicht möglich, bei gnotobiotischen (keimfreien) Ratten mittels Laktobazillen regelmäßig Karies zu erzeugen. Dies gelang aber überwiegend mit einem anderen Bakterium, das bereits

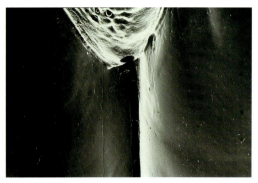
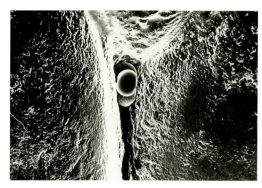

Abb. 2-1 a Plaquefreier, sauberer Interdentalraum zwischen zwei Oberkieferfrontzähnen. Rasterelektronenmikroskopische Aufnahme (Original x 20) (*R. Hiendl*).

Abb. 2-1 b Derselbe Interdentalraum nach sechs Tagen ohne Mundhygienemaßnahmen; dicker Plaquerasen auf den Approximalflächen. Rasterelektronenmikroskopische Aufnahme (Original x 20) (*R. Hiendl*).

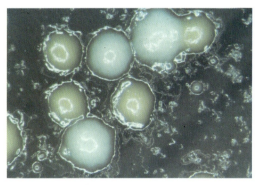
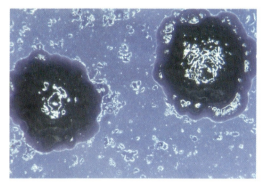

Abb. 2-2 Laktobazillen-Kolonien auf Rogosa SL-Agar (Original x 15).

Abb. 2-3 Mutans Streptokokken-Kolonie auf MSB-Agar (Original x 25).

1924 beschrieben, aber erst Ende der sechziger Jahre „wiederentdeckt" wurde: Streptokokkus mutans (Abb. 2–3).
Aus einer Vielzahl von Arbeiten seien nachfolgend die wichtigsten Indizien für seine kariesverursachende Wirkung nach einem Übersichtsartikel von *Loesche* (1986) aufgelistet.

1. S. mutans erzeugt im Tierexperiment Karies.
2. Der Kariesentwicklung geht die Besiedelung der Zahnoberfläche mit S. mutans voraus.
3. Es besteht eine Korrelation zwischen S. mutans in Speichel oder Plaque und dem Karieszuwachs.
4. Je mehr S. mutans sich auf einer Zahnfläche befindet, desto höher ist die Kariesprävalenz.
5. Agentien, die gegen S. mutans wirken, reduzieren den Karieszuwachs erheblich.

Das bisher vorliegende wissenschaftliche Material läßt erkennen, daß **S. mutans** für die **Initiation der Karies** von Bedeutung ist, die **Laktobazillen** dagegen für deren **Progression** verantwortlich sind. Weitere Bakterien wie Veillonellen, Staphylokokken, Neisserien oder andere Streptokokkenarten tragen nur in geringem Umfang zum Kariesgeschehen bei; Aktinomyzeten allenfalls bei der Entwicklung von Wurzelkaries. Weiterhin ist zu berücksichtigen, daß S. mutans nicht gleich S. mutans ist, das heißt, daß nicht jeder S. mutans-Typ gleichermaßen kariogen ist. Vielmehr gibt es eine Reihe von Untergruppen, die in Serotypen eingeteilt werden. Aufgrund dieser Tatsache spricht man schon seit längerer Zeit nicht mehr nur von einem Bakterium S. mutans, sondern vielmehr von einer **Mutans Streptokokken-Gruppe**. Neben S. mutans ist ein anderes Bakterium aus dieser Gruppe in letzter Zeit immer mehr in den Blickpunkt der Aufmerksamkeit gerückt: Streptokokkus sobrinus.

Über die Virulenz sowohl von S. mutans als auch von S. sobrinus gibt es jedoch bislang keine eindeutigen Vorstellungen. Zum einen kann S. mutans ohne Saccharose an Zahnoberflächen haften, was bei S. sobrinus nicht der Fall ist (*Gibbons* et al. 1986). Zum anderen scheint aber S. sobrinus azidogener als S. mutans zu sein (*De Soet* et al. 1989). Somit kann die Kariesprävalenz steigen, wenn beide Spezies in der Mundhöhle eines Individuums gemeinsam auftreten (*Köhler & Bjarnason* 1987).

Wie bereits erwähnt, muß stets ein vergärbares Substrat vorhanden sein, damit eine Karies oder eine Parodontitis entsteht; diese Gesetzmäßigkeit wurde in zahlreichen Tierexperimenten nachgewiesen (*Kite* et al. 1950; *Orland* et al. 1954; *Shaw* 1954). Dabei zeigte sich weiterhin, daß die Kariogenität verschiedener Mono- und Disaccharide praktisch gleich ist. Dennoch spielt beim Menschen die Saccharose eine entscheidende Rolle. Dies liegt an der energiereichen Bindung zwischen dem Glukose- und Fruktosemolekül, das von kariogenen Mikroorganismen – vorwiegend von S. mutans – für die Synthese extrazellulärer Kohlenhydrate benutzt wird (*Buddecke* 1981). Insgesamt erklärt sich das hohe kariogene Potential von S. mutans als Folge von drei Tatsachen (*Hamada & Slade* 1980):

1. S. mutans verstoffwechselt in großen Mengen niedermolekulare Kohlenhydrate, besonders Saccharose unter Bildung organischer Säuren, speziell von Milchsäure → Demineralisation der Zahnoberfläche.
2. Aus der Glukose der Saccharose bildet S. mutans extrazelluläre Polysaccharide → Adhäsion der Plaque an der Zahnoberfläche und Aggregation von S. mutans untereinander.
3. Aus der Fruktose der Saccharose synthetisiert S. mutans ein intrazelluläres Fruktosepolysaccharid → Reservekohlenhydrat im nahrungsfreien Intervall.

Betrachtet man den Entstehungsprozeß der Karies, so beschränkt sich das Geschehen nicht allein auf die Zähne und die sie besiedelnden Bakterien. Vielmehr muß man darüber hinausgehend die gesamte Mundhöhle berücksichtigen, denn sie stellt ein komplexes Biotop dar – genauer gesagt ein Feucht-Biotop. Der Speichel übt sowohl einen großen Einfluß auf den pH-Wert der Plaque im speziellen als auch auf die Kariesaktivität im allgemeinen aus. Seine wichtigste Funktion neben dem Durchfeuchten und Gleitfähigmachen der aufgenommenen und zerkleinerten Nahrung ist die mechanisch-chemische Mundreinigung. Dabei werden Nahrungsreste, die auf den Glattflächen der Zähne verblieben sind, fortgespült und enzymatisch abgebaut. Beide Ereignisse sind bedeutungsvoll für die Kariesprophylaxe. Mit kurz andauernden Säureattacken, die nicht zu häufig auf einen Zahn einwirken, kann das kybernetisch-regulatorische System Schmelz – Speichel fertig werden. Der beim Kohlenhydratabbau entstehende „kritische" pH-Bereich von < 5,0 bis 5,5 wird dann relativ leicht durch modulierende Faktoren des Speichels kompensiert. Besonders des-

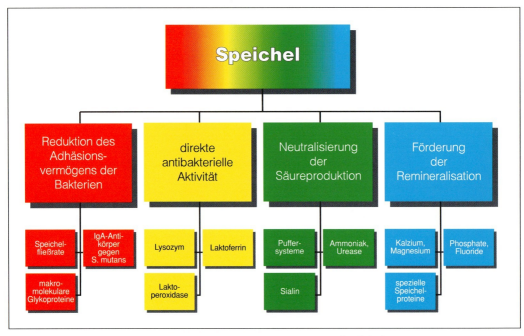

Abb. 2-4 Die vier antikariogenen Wirkungsmechanismen des Speichels.

sen Puffersysteme sowie antibakterielle Stoffe und remineralisationsfördernde Ionen besitzen diese kariesprotektiven Eigenschaften (*Mandel* 1978; *Jenkins* 1983; Abb. 2–4).

Dagegen steigt bei länger andauernden Säureattacken, die zudem häufiger stattfinden, die Karieszuwachsrate beträchtlich an (*Vipeholm*-Studie: *Gustafsson* et al. 1954). Die Angriffsdauer wird nicht nur durch die Art der Kohlenhydrate, sondern auch durch das Adhäsionsvermögen der Nahrung an der Zahnoberfläche entscheidend mitbestimmt: Je klebriger eine Süßspeise, desto kariogener ihre Wirkung! Gegen diese Gefahr kann das flüssige Medium Speichel nur wenig ausrichten.

Der Speichel ist sicherlich ein wichtiger Faktor des Kariesgeschehens, doch kommen ihm – wie erwähnt – nur modifizierende Eigenschaften zu, das heißt, er kann den Ausprägungsgrad einer Karies verändern. So wiesen *Magnusson* und *Ericsson* (1976) in einer Studie über die Bestandteile des Speichels spezifische Glykoproteine nach, die sowohl die Plaquebildungsrate als auch die Zusammensetzung der Plaque beeinflussen. Da diese Speichel-Glykoproteine genetisch determiniert sind, stellen sie eine mögliche „erbliche" Komponente des Kariesprozesses dar.

Insgesamt geht man heutzutage nicht mehr von einer Uniformität der mikrobiellen Plaque aus, vielmehr gilt die Theorie einer **spezifischen Plaque** als allgemein akzeptiert (*Loesche* 1984; *van Houte* 1980).

Parodontitisform	Parodontitis des Erwachsenen	Schnell verlaufende Parodontitis	Juvenile Parodontitis
Häufigkeit	~ 95%	~ 5%	~ 0,1%
Beginn der Erkrankung	30 bis 40 Jahre	20 bis 30 Jahre	10 bis 20 Jahre
Verlauf	langsam, schubweise	schnell	schnell, lokalisiert
Klinische Symptome: Knochenabbau	horizontal	vertikal	vertikal
Betroffene Zähne	Molaren, Inzisivi	alle Zähne	1. Molaren, Inzisivi
Mikrobielle Flora Gramnegativ, anaerob	~ 30%	~ 75%	~ 60%
Therapie	instrumentelle Plaqueentfernung	instrumentelle Plaqueentfernung, syst. Metronidazol	instrumentelle Plaqueentfernung, syst. Tetrazyklin

Tab. 2-1 Die drei Verlaufsformen der Parodontitis und ihre charakteristischen Unterscheidungsmerkmale; zwischen den einzelnen Formen bestehen fließende Übergänge.

2.2 Gingivitis und Parodontitis

Das Konzept einer spezifischen Plaque hat sich nicht nur bei der Kariesentstehung, sondern bis zu einem gewissen Grade auch bei der Gingivitis- und Parodontitisätiologie durchgesetzt. Zunächst hatte man angenommen, daß Parodontopathien durch eine unspezifische Plaque bewirkt würden, wie Tierexperimente mit Hunden scheinbar belegten (*Lindhe* et al. 1973, 1975). Erst *Slots* (1977a und b) wies in seinen umfangreichen Arbeiten nach, daß supra- und subgingivale Plaque bei gingivaler Gesundheit – verglichen mit jener Plaque bei Gingivitis oder Parodontitis – unterschiedlich zusammengesetzt sind. So stellen gramnegative, anaerobe Stäbchen (Fusobakterien und Bakteroidesarten) bei einer schnell verlaufenden Parodontitis bis zu 75% der Gesamtflora dar (Tab. 2–1). In der Folge setzte sich in diesem Zusammenhang wie bei der Kariesätiologie die Erkenntnis durch, daß es sich bei der Parodontitis um eine opportunistische Erkrankung handelt. Selbst bei gingivaler Gesundheit sind beispielsweise Bakteroidesarten in der Plaque zu finden, doch erst unter ungünstigen Bedingungen nimmt ihre Zahl so zu, daß sie gingivale und parodontale Veränderungen hervorrufen. Diese Tatsache wurde unter anderem durch eine schon klassische, klinische Studie von *Lang* et al. (1983) bewiesen: Mittels mod-Inlays, die approximal einen 1 mm breiten Füllungsüberhang aufwiesen, wurde eine für Bakteroidesarten adäquate ökologische Nische geschaffen. Daraufhin vermehrten sie sich innerhalb von sechs Monaten signifikant und wurden zur beherrschenden Bakteriengruppe.

Dennoch darf man sicher nicht **einen** spezifischen Erreger beziehungsweise eine Erregergruppe für die Entstehung der Parodontitis allein verantwortlich machen. Dies mag für die beiden seltenen Formen der schnell verlaufenden Parodontitis (RPP = **r**apidly **p**rogressive **p**eriodontitis) einerseits und der juvenilen Parodontitis (LJP = **l**ocalized **j**uvenile **p**eriodontitis) andererseits zutreffen (Tab. 2–1). Hier überwiegen in der Tat gramnegative anaerobe oder fakultativ anaerobe Keime, besonders *Bacteroides gingivalis* und *Actinobacillus actinomycetemcomitans*, gegen die sich auch Antikörper bei betroffenen Patienten im Blut nachweisen lassen. Im Gegensatz dazu unterscheidet sich die Plaque bei der langsam verlaufenden Parodontitis des Erwachsenen (AP = **a**dult **p**eriodontitis) jedoch qualitativ nicht wesentlich von der Plaque beim Bestehen einer Gingivitis (*Theilade* 1980). Plaque bei manifester Gingivitis und Parodontitis enthält, verglichen mit der Plaque bei gesunder Gingiva, mehr gramnegative anaerobe Keime, doch nach wie vor überwiegen grampositive Kokken und Stäbchen.

Was aber bestimmt letztendlich den Übergang von einer Gingivitis in eine Parodontitis? Das hängt vor allem von der Quantität der Bakterien und der Zeit ab, in der sie auf die Gewebe einwirken. Schließlich ist darüber hinaus die Antwort des Wirtsorganismus auf den bakteriellen Reiz ein ganz entscheidender Faktor für das Ausmaß der Gewebeveränderungen. Dabei spielt natürlich auch die Pathogenität beziehungsweise die spezifische Zusammensetzung der individuellen Taschenflora eine erhebliche Rolle. Doch was eigentlich Ursache und was Wirkung ist, läßt sich nicht ohne weiteres trennen. Ist es die Plaque als solche, ihre Menge, ihre Eigenschaften, ihre Kontaktzeit mit dem Wirtsorganismus, oder ist es die Reizantwort des Organismus? Wahrscheinlich tragen alle diese Faktoren zum Entstehen parodontaler Läsionen bei. Andere Bedingungen wie Retentionsstellen, Zahnsteinablagerungen, traumatisierende Antagonistenkontakte, Parafunktionen, Allgemeinerkrankungen und Stoffwechselstörungen fördern zwar eine Parodontitis, lösen sie aber nicht aus (*Rateitschak* et al. 1989).

Wie Langzeitbeobachtungen zeigen, verlaufen alle Parodontitisformen nicht gleichmäßig, das heißt chronisch, sondern in Schüben. Akute Phasen mit aktiver Taschenbildung wechseln sich mit Ruheperioden ab. Die gleichzeitige Entwicklung aktiver Zahnfleischtaschen mit Stützgewebeverlust ist meist nur auf einzelne Zähne oder sogar nur einzelne Zahnflächen beschränkt (*Socransky* et al. 1984). Bei der Erwachsenenparodontitis, die 95% aller Parodontitiden ausmacht, sind zunächst vor allem die Molaren vom Stützgewebeabbau betroffen. Dies sind auch die Gebiete, die normalerweise vom Patienten am schlechtesten gereinigt werden; erst an zweiter Stelle folgen die Schneidezähne. Die unspezifische Parodontitis ist daher keine Allgemeinerkrankung, sondern eher eine lokale Erkrankung einzelner Parodontien.

Daher steht für die Behandlung dieser Parodontitisform die instrumentelle Plaqueentfernung im Vordergrund; chemische Mittel zur Plaquehemmung wirken unterstützend. Nur bei den seltenen Formen der schnell verlaufenden Parodontitis und der juvenilen Parodontitis muß man systemisch chemotherapeutische Medikamente einsetzen. Schließlich ist noch zu erwähnen, daß zwischen den einzelnen Verlaufsformen fließende Übergänge bestehen können (Tab. 2–1).

2.3 Zusammenfassung

Die Zusammensetzung der Plaque, die selbst von Zahn zu Zahn variieren kann, ist ein nicht zu vernachlässigender Faktor, der über Gesundheit und Krankheit des Ökosystems Mundhöhle mit entscheidet. In Abbildung 2–5 sind die drei grundsätzlich verschiedenen Arten der Plaque und ihre unterschiedlichen Auswirkungen zusammengestellt.

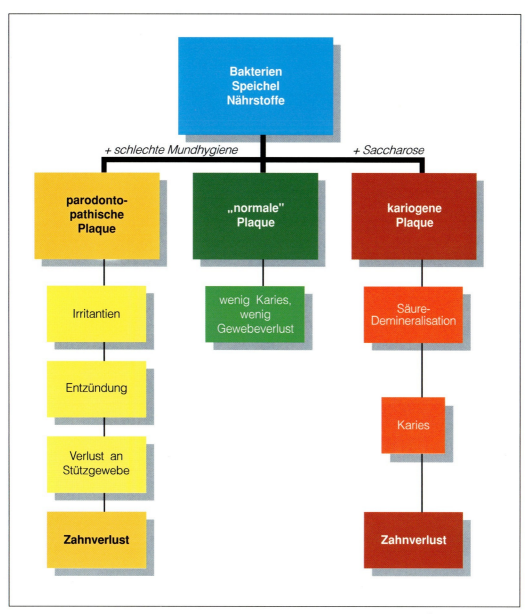

Abb. 2-5 Die drei verschiedenen Arten der Plaque und ihre Auswirkungen im Ökosystem Mundhöhle (nach *Loesche* 1982).

Die „normale" Plaque ist ubiquitär, das heißt bei allen Menschen vorhanden; sie richtet nur geringen Schaden an, denn Karies und Parodontitis halten sich in Grenzen. Diese Plaque wird zu einer kariogenen Plaque, wenn ein Individuum häufig niedermolekulare Kohlenhydrate, besonders Saccharose, zu sich nimmt und dadurch eine ökologische Nische für S. mutans und/oder S. sobrinus geschaffen wird: Ausgeprägte Demineralisationen werden die Folge sein. Laktobazillen bewirken das weitere Fortschreiten der kariösen Zerstörung.

Die parodontopathische Plaque entwickelt sich besonders bei schlechter Mundhygiene unter Veränderung der bakteriellen Mikroflora: Grampositive aerobe Keime werden vermehrt durch gramnegative anaerobe ersetzt, deren Stoffwechselprodukte als stärkere Irritantien wirken, die dann eine entzündliche Reaktion des gingivalen und parodontalen Gewebes auslösen. Dabei sind aber auch Plaquemenge, Kontaktzeit mit dem Wirtsorganismus und Reizbeantwortung des Wirtes selbst wichtige Faktoren.

3 Relativierung bisheriger Prophylaxe-Konzepte

Das Entfernen der Plaque sowie eine relativ unspezifische Ernährungsberatung bildeten lange Zeit das Grundgerüst der Karies- und Parodontalprophylaxe. In den fünfziger bis siebziger Jahren kam die Fluoridierung des Trinkwassers in bestimmten Kommunen und eine Fluoridierung der Zahnpasta hinzu. Gerade letzteres wird von *Marthaler* (1984) als der wichtigste Grund dafür angesehen, daß die Kariesprävalenz in den meisten Industrienationen stark zurückging und noch weiter zurückgeht.

Somit ruht die klassische Karies- und Parodontalprophylaxe auf drei Säulen:

1. Optimale Mundhygiene (nach jeder Mahlzeit, mindestens aber zweimal pro Tag),
2. Einschränkung der Zuckeraufnahme und
3. Verwendung von Fluoriden zur „Resistenz"-Erhöhung der Zähne gegenüber Karies.

Obgleich diese präventiven Maßnahmen bereits seit Jahrzehnten an den deutschen Universitäten gelehrt werden, mithin also zum Grundwissen aller Zahnärzte gehören sollten, hat sich das offensichtlich nicht entscheidend auf die Kariesinzidenzrate der bundesrepublikanischen Bevölkerung ausgewirkt.

Zwar ist der Versorgungsgrad innerhalb der Bevölkerung im internationalen Vergleich hoch: Es gibt wenige Patienten mit Zahnlücken oder Freiendsituationen, und auch die Füllungsrate ist recht beachtlich (*Tiemann* 1989). Doch geht jeder Füllung beziehungsweise jeder Zahnextraktion in aller Regel eine Zahnschädigung durch Karies oder Parodontitis voraus. Dies läßt erkennen, daß insgesamt immer noch die reparative Behandlung gegenüber der präventiven dominiert. Würde jedoch Kindern im Kindergarten, Schülern in der Schule und Patienten in der Praxis ein adäquates und konsequentes Prophylaxekonzept angeboten, hätte dies sicher einen durchschlagenden Effekt auf die Kariesinzidenz. Es gibt zahllose Beispiele, die dies weltweit, aber auch für Teile der Bundesrepublik Deutschland belegen (*Krüger* et al. 1982, 1987).

Ehe man jedoch von der Bevölkerung eine grundlegende Verhaltensänderung erwarten kann, muß eine ausreichende, kontinuierliche Aufklärung auf allen Ebenen stattgefunden haben. Daß dies nicht der Fall ist, bestätigt beispielsweise die Interview-Studie von *Jäckle* (1989). Nach ihr glaubt noch fast die Hälfte der befragten Berliner, daß der wichtigste Grund für Karies eine „angeborene, schwache Zahnhartsubstanz" sei. Mehr als die Hälfte meint, daß man Karies bekommen könne, ohne etwas davon zu merken. Auf die Frage nach dem Hauptgrund für Zahnbetterkrankungen antwortete über ein Drittel: „angeborenes, schwaches Zahnfleisch". Fast jeder dritte Interviewte hatte gelegentliches Zahnfleischbluten beim Zähneputzen beobachtet; einen kausalen Zusammenhang zu einer Zahnfleischentzündung sahen die Befragten jedoch nicht. Häufig besteht ferner eine Diskrepanz zwischen dem Wissen und dem daraus abgeleiteten Verhalten: Obgleich 90% der Befragten einen regelmäßigen Zahnarztbesuch (selbst bei Beschwerdefreiheit) für wichtig ansehen, sucht fast die Hälfte den Zahnarzt nur bei Schmerzen auf. Andererseits gestehen fast 50% aller Befragten ein, daß sie häufiger zum Zahnarzt gehen müßten als bisher, ebenso wie nur die Hälfte ihren Behandler nach Prophylaxeinformationen gefragt hat. Ein Fünftel steht solchen Informationen schließlich sogar gleichgültig gegenüber. Ein weiterer Widerspruch: Gepflegte Zähne sind für fast alle sozial wünschenswert; die empfohlene tägliche Zahnreinigung wird jedoch nur von zirka der Hälfte der interviewten Berliner betrieben.

Bei einem derart unlogischen Wissens- und Handlungszusammenhang verwundert es nicht, daß die Kinder der Befragten bereits eine entsprechende Karieserfahrung aufwiesen: Bei einer simultan durchgeführten epidemiologischen Querschnittsuntersuchung (*Forbord* 1989) der Kinder dieser Eltern (alle im Alter von fünf bis sechs Jahren) wurde ein dmfs-Wert der Milchzähne von 9,8 ermittelt, der entsprechende dmft betrug 5,1.

Wenn man gängige Werbesprüche zur Mundgesundheitserziehung kritisch unter die Lupe nimmt, so kann man zumindest teilweise verstehen, warum in der Bevölkerung Verwirrung und Mißdeutung vorherrschen. Eine Aufforderung wie „Zweimal täglich Zähne putzen, zweimal jährlich zum Zahnarzt" oder „Ein sauberer Zahn wird nicht krank" sollen die Bevölkerung wachrütteln und sie für orale Probleme sensibilisieren. Doch haben diese Sprüche, ebenso wie allein produktbezogene Zahnpastenwerbungen, wohl wenig zum konkreten oralen Gesundheitsverhalten beigetragen.

Im folgenden sollen nun die drei klassischen Säulen der Prävention kritisch beleuchtet werden.

3.1 Mundhygiene

Die mechanische Plaquekontrolle, das heißt das möglichst vollständige Entfernen der mikrobiellen Plaque, war und ist scheinbar für Zahnärzte und Patienten die hervorstechende und anerkannte Möglichkeit, Karies und Parodontitis vorzubeugen.

Schon seit langem stellten Studien eine Korrelation zwischen schlechter Mundhygiene und kariösen Läsionen her (*Brucker* 1943). So ist nach wie vor das Zähneputzen bei den meisten „zivilisierten" Menschen die am weitesten verbreitete und akzeptierte Maßnahme zur Mundhygiene. Seit der Einführung der Zahnbürste zu Beginn des 19. Jahrhunderts wurden viel Mühe und Fantasie darauf verwendet, ihre Funktion zu verbessern. Verschiedene Materialien, Größen und Formen wurden propagiert. Trotz einer fast hundertprozentigen Akzeptanz in der Bevölkerung scheint die alleinige Benutzung der Zahnbürste keinen überragenden Beitrag zur Zahngesundheit geleistet zu haben.

Ein anderer Gesichtspunkt ist, daß es eine Vielzahl verschiedener Meinungen über eine optimale Putztechnik, -dauer und -frequenz gibt. Gleichwohl mangelt es auf diesem Gebiet an fundierten, wissenschaftlichen Ergebnissen, die dem interessierten Patienten oder Zahnarzt helfen könnten. So stellen Patienten beispielsweise regelmäßig die Frage: „Wie oft soll ich eigentlich meine Zähne putzen?" Die Antwort des Zahnarztes lautet dann meist: „Zwei- bis dreimal täglich, am besten nach jedem Essen!" Der so antwortende Zahnarzt kann sich dabei noch nicht einmal auf exakte wissenschaftliche Erkenntnisse berufen. Im Gegenteil!

Eine Studie von *Ainamo* und *Parviainen* (1989) bei 13- bis 15jährigen finnischen Schülern kam nämlich zu dem überraschenden Ergebnis, daß die DFS-Werte, also die Summe kariöser oder gefüllter Zahnflächen, unabhängig von der angegebenen Putzfrequenz keinen signifikanten Unterschied aufweisen. Allein die Häufigkeit des Zähneputzens hat also offensichtlich keinen entscheidenden Einfluß auf die Kariesentwicklung. Anders ausgedrückt: Häufigeres Zähneputzen führt nicht automatisch zu sauberen Zähnen, zumal bestimmte Zahnflächen wie die Approximalflächen und die Fissurenböden oder aber Zahngrübchen mit der Zahnbürste ohnehin nicht optimal zu erreichen sind. Im Falle der Approximalflächen bedarf es anderer Hilfsmittel wie etwa der Zahnseide. Folglich darf man die Putzfrequenz nicht als einzigen Maßstab für die Güte der Zahnreinigung heranziehen. Das bedeutet praktisch, daß Patienten in ihren Putzgewohnheiten „trainiert" und kontrolliert werden müssen. Genau diesen Ansatz versuchten *Axelsson* und *Lindhe* (1974, 1977, 1981) sowie *Axelsson* et al. (1991) in ihren klassischen Longitudinalstudien zu realisieren.

Dabei wurden in der ersten zweijährigen Studie (*Axelsson* und *Lindhe* 1974) 192 Schulkinder während der neunmonatigen Schulzeit unter genau kontrollierten Bedingungen in vierzehntägigen Intervallen einer professionellen Zahnreinigung unterzogen. Gleichzeitig erfolgte eine Remotivation und Reinstruktion über die mechanische Säuberung der Zähne. Die Ergebnisse dieses Vorgehens waren eindeutig: Die Plaque-Indizes waren sehr gering, Anzeichen von Gingivitis nicht vorhanden; ebenso wurde der Zuwachs an neuen kariösen Läsionen praktisch auf Null gedrückt. Auch an Erwachsenen wurden diese günstigen Resultate der unspezifischen professionellen Zahnreinigung bestätigt. In den ersten beiden Jahren wurden 375 Erwachsene alle zwei Monate für das Präventiv-Programm einbestellt; für die folgenden vier Jahre betrug das Recall-Intervall nur noch drei Monate.

Erst unlängst wurden die 15-Jahres-Resultate veröffentlicht (*Axelsson* et al. 1991). In den letzten neun Jahren dieser Studie wurden 95% der nunmehr 317 Probanden nur noch ein- bis zweimal pro Jahr professionell präventiv betreut; nur eine Gruppe von 5% wurde aufgrund eines Parodontitis- oder Kariesrisikos drei- bis sechsmal einbestellt. Während der gesamten 15jährigen Beobachtungszeit entwickelten sich durchschnittlich nur 0,1 bis 0,3 neue kariöse Läsionen, die Höhe des Attachments verbesserte sich sogar um 0,3 mm. Einschränkend ist jedoch festzuhalten, daß dieser Erfolg nicht allein der Zahnreinigung zuzuschreiben ist, denn zusätzlich wurden eine Oberflächenfluoridierung sowie eine Ernährungsinstruktion vorgenommen. Mithin wurde hier – wie in anderen Studien – die multikausale, chronische Erkrankung „Karies" mit mehreren, gleichzeitigen Vorbeugungsmaßnahmen gestoppt.

So vernünftig ein solcher Ansatz auch ist, so schwierig macht er es, die zur Kariesverhütung beitragenden Maßnahmen einzeln zu gewichten. Zudem können Empfehlungen, die sich aus derart gut kontrollierten Studien ableiten lassen, nicht unbedingt mit Erfolg auf die Gesamtbevölkerung übertragen werden. Auch ist eine als „Hawthorne-Effekt" (*Darby & Bowen* 1980) bekannte Beeinflussung von Patienten in klinischen Studien nicht von der Hand zu weisen: Probanden können allein durch die Tatsache, daß sie an einer Studie teilnehmen, zu einem gesundheitsbewußteren Verhalten „konditioniert" werden.

In einem neueren Ansatz versucht *Axelsson* (1990) gemäß der Plaquebildungsrate (PFRI) (siehe Kapitel 5.2 und 5.3.2) den Patienten bedarfsorientierte Mundhygieneinstruktionen zu erteilen: Ist die Plaquebildungsrate sehr stark, so muß häufiger geputzt werden; ferner seien die palatinalen Zahnflächen zu vernachlässigen, auf die lingualen im Unterkiefer sowie die bukkalen im Oberkiefer müsse man sich eher konzentrieren.

Auch der richtige Zeitpunkt des Zähneputzens wird in Frage gestellt. Landläufig gilt, man solle sich **nach** jedem Essen die Zähne reinigen. Es gibt aber Hinweise, aus denen genau das Gegenteil abgeleitet werden kann, nämlich das Zähneputzen **vor** den Mahlzeiten. Mit Hilfe telemetrischer Messungen konnte gezeigt werden, daß das Spülen mit einer saccharosehaltigen Lösung zu keiner kritischen Verringerung des pH-Wertes auf den Approximalflächen führte, sofern diese zuvor plaquefrei waren (*Imfeld* et al. 1978).

Zur Verminderung einer Gingivitis oder Parodontitis ist es offenbar nicht nötig, die Zähne ein- oder zweimal täglich zu säubern; eine **optimale** Reinigung jeden zweiten Tag kann aus parodontalprophylaktischen Gründen als ausreichend angesehen werden (*Lang* et al. 1973). Es wäre jedoch äußerst fatal, Patienten diese Empfehlung zu geben, denn eine optimale Mundhygiene ist von Patienten eben praktisch nie erreichbar.

Heutzutage gehen weltweit mehr Zähne infolge von Parodontitis als infolge von Karies verloren (*König* 1987). Doch Zweifel, wie sie teilweise noch bei der Korrelation Zahnreinigung – Kariesverhütung existieren, gibt es auf dem parodontologischen Sektor nicht. Hier steht es völlig außer Frage, daß die gingivale Gesundheit eng mit der Säuberung der Zähne korreliert. Beispielsweise haben *Löe* et al. (1978 a, 1978 b) eine norwegische Probandengruppe, die eine gute Zahnpflege betrieb, mit einer solchen aus Sri Lanka mit sehr schlechter Zahnpflege verglichen und fanden mit steigendem Probandenalter für die Sri-Lanka-Gruppe regelmäßig einen stärkeren Attachment-Verlust. Die Autoren führen das weitere Fortschreiten der parodontalen Läsionen auf die in Norwegen vorhandene und in Sri Lanka ganz fehlende Mundhygiene zurück. Genetische (rassische) Faktoren könnten aber ebenso eine nicht zu vernachlässigende Rolle gespielt haben; dem Wirt und seiner Resistenz wird in der Parodontologie in den letzten Jahren wieder vermehrt Bedeutung beigemessen (*Rateitschak* 1991).

Eines ist sicherlich festzuhalten: Eine unzureichende orale Hygiene kann zu einem Fortschreiten parodontaler Erkrankungen führen. Dieses Fortschreiten wird durch lokale Kofaktoren, wie eine traumatisierende Okklusion oder Parafunktionen (Lippenbeißen, Zungenpressen etc.) beschleunigt. In Tierexperimenten gelang es nicht, eine Gingivitis durch rüttelnde Krafteinwirkungen in eine Parodontitis umzuwandeln (*Svanberg* 1974). Dies erklärt auch, warum kieferorthopädische Maßnahmen bei Kindern und Jugendlichen nur geringe schädigende Auswirkungen auf das Parodont haben; meistens leiden sie nur unter einer Gingivitis. Erst wenn das Parodont entzündlich verändert ist, beschleunigen kieferorthopädische Apparaturen, ähnlich einer traumatisierenden Okklusion, den parodontalen Verfall (*Smukler* 1991).

Dennoch gibt es auch in diesem Zusammenhang große individuelle Differenzen, die sicherlich mit einer unterschiedlichen Immunantwort auf die bakterielle Irritation zusammenhängen. Aufgrund der umfangreichen Grundlagenforschung hierzu wurden die sehr komplexen Verstrickungen der Wirt-Antigen-Beziehungen teilweise aufgehellt (*Smith* et al. 1978; *Takahashi* et al. 1990).

Kinder und Jugendliche sind erfahrungsgemäß gegenüber parodontalen Erkrankungen widerstandsfähiger als Erwachsene (*Matsson* 1978). Abgesehen von der juvenilen Parodontitis, die nur etwa 0,1% jüngerer Individuen befällt (*Saxén* 1980), gibt es keine parodontalen Destruktionen im Kindesalter. Dagegen wurden bei der repräsentativen Bevölkerungsstichprobe der IDZ-Studie für die Bundesrepublik Deutschland parodontale Destruktionen mit Taschen über 6 mm bei zirka 0,4% der Jugendlichen festgestellt, während bei den 35- bis 44jährigen ein Anstieg auf 15,1% zu verzeichnen war (IDZ 1991).

Zwar erhöht sich in der Wechselgebißperiode beim Durchbruch der bleibenden Zähne die Plaqueakkumulation und ebenso die Gingivitisneigung, doch mit vollendetem Zahndurchbruch sinken Plaque- und Gingiva-Indizes sogar unter die Werte des Milchgebisses (*Schneider & Rother* 1989).

Die genauen Gründe für die größere Parodontalresistenz bei Kindern und Jugendlichen sind noch nicht vollständig erforscht. Es gibt allerdings Hinweise dafür, daß die bakterielle Plaque bei Kindern und Erwachsenen zwar dieselbe chemo-

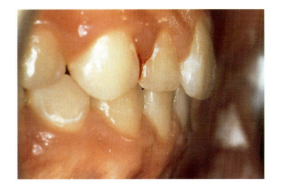

Abb. 3-1 Gingivablutung nach vorsichtigem Sondieren des Gingivalsulkus mit einer Parodontalsonde. Die Gingivablutung entspricht Grad 3 des Papillen-Blutungs-Indexes.

taktische Stimulation auf Abwehrzellen ausübt, aber bei Kindern einen geringeren Einfluß auf die gingivalen Blutgefäße hat als bei Erwachsenen (*Matsson* 1978). Eine andere Erklärungsmöglichkeit wäre eine spezifische immunologisch-humorale Konstitution. Obgleich eine Studie von *Mackler* und *Crawford* (1973) offenbar keine Unterschiede hinsichtlich der Zusammensetzung der Mikroflora bei Kindern und Erwachsenen feststellte, ist es dennoch vorstellbar, daß in der vorpubertären Zeit – bedingt durch andere immunologische und hormonelle Bedingungen – das gleiche Bakterienspektrum eine geringere Virulenz hat. Wie sonst ist es erklärlich, daß erst mit 14 Jahren eine Gingivitis in eine Parodontitis übergehen kann?

„Ein sauberer Zahn wird nicht krank" – wie „sauber" ist aber „sauber"? Anders gefragt: Wieviel Plaque verträgt ein Zahn überhaupt? Bislang ist es jedenfalls nur selten gelungen, eine Korrelation zwischen dem Plaquebefall (zum Beispiel in Form eines gemessenen Plaque-Indexes) und der Karieserfahrung oder dem Karieszuwachs herzustellen (*Newman* 1986). Und auch im klinischen Alltag kann man immer wieder beobachten, daß es Patienten mit viel Plaque und wenig Karies sowie umgekehrt Patienten mit wenig Plaque und viel Karies gibt. Doch erlebt der Untersucher immer nur einen kleinen Ausschnitt aus den alltäglich sich wiederholenden Säureangriffen durch die bakterielle Plaque. So kann beispielsweise ein Patient seine Zähne kurz vor dem Untersuchungstermin mustergültig gereinigt haben – aber tut er dies mit regelmäßiger Konsequenz?

Genauso wie diese Frage nicht mit Sicherheit beantwortet werden kann, sind quantitative Methoden der Plaquebestimmung mittels eines Plaque-Indexes, der zur Kontrolle der Patientenmitarbeit herangezogen wird, im Prinzip von vornherein zum Scheitern verurteilt. Sicher ist es zur Kontrolle des häuslichen Putzerfolges sinnvoll, die Zahnplaque mittels Färbelösungen oder Farbtabletten (Plaque-Revelatoren) sichtbar zu machen. Als Instrument, um die mechanische Plaqueentfernung zu kontrollieren, scheidet das Anfärben jedoch aus. Ein besserer Indikator für die Zahnreinigungsgüte eines Patienten ist dagegen der Entzündungszustand der Gingiva; das heißt, blutet es nach Sondieren aus dem gingivalen Sulkus oder nicht. Um das Ausmaß einer Gingivalblutung zu messen, kann man verschiedene Indizes heranziehen, wie zum Beispiel den **P**apillen-**B**lutungs-**I**ndex (PBI) (*Saxer & Mühlemann* 1975, *Saxer* et al. 1977) (Abb. 3–1). Hierbei werden die Interdentalpapillen je Kieferhälfte oral beziehungsweise fazial mit einer stumpfen Parodontalsonde ausgewischt und die so provozierte Blutung anhand einer Graduierung (0 bis 4) bewertet. Dieser Index korreliert gut mit der Sulkusfluidrate und histologischen Parametern, kaum jedoch mit der Taschentiefe (*Engelberger* et al. 1983).

Allerdings hat er sich gut zur Patientenmotivation bewährt.

Ein anderer Index ist der **G**ingiva-**B**lutungs-**I**ndex (GBI) nach *Ainamo* (*Ainamo & Bay* 1975). Bei ihm wird zirkulär um alle vorhandenen Zähne herum sondiert und die provozierte Blutung anhand einer Ja/nein-Entscheidung registriert, wobei jeder Zahn vier Meßstellen hat (fazial – oral – mesioapproximal – distoapproximal). Dieser Index korreliert sehr gut mit dem Entzündungsgrad der Gingiva (siehe Kapitel 5.3.1.1: „Mundhygiene-Indizes").

Auch bezüglich Karieserfahrung gibt es Studien, die eine signifikante Korrelation zwischen Gingivitis mit Blutungsneigung und dem DMFS belegen (*Schröder & Granath* 1983). Diese Studie ist um so bemerkenswerter, als sie an dreijährigen Kindern durchgeführt wurde und das Vorurteil widerlegt, das Ausstreichen des Sulkus mit einer Parodontalsonde könne man Kleinkindern nicht zumuten. Es sollte aber darauf hingewiesen werden, daß dieses Ausstreichen trainiert werden muß und ein widerstrebendes Kind für solche Maßnahmen ungeeignet ist.

Das Krankheitssymptom „Zahnfleischbluten" muß für Patienten und Eltern ein Alarmzeichen darstellen, das sie nicht einfach ignorieren sollten. Für den Zahnarzt und seine Hilfskräfte, die ihre Patienten für ein besseres Zahnbewußtsein sensibilisieren wollen, stellt einer der genannten Blutungsindizes deshalb eine hervorragende Hilfe zur Motivation und Kontrolle dar. Daß die gingivale Blutung wirklich ein Motivationsinstrument sein kann, wurde in einer finnischen Studie (*Kallio* et al. 1990) gezeigt. Die 18- bis 19jährigen Probanden sollten die Blutung des Zahnfleisches nach Reinigung ihrer Zähne mit Zahnbürste und Zahnhölzchen selbst beurteilen. Nicht nur korrelierte diese Selbsteinschätzung mit den klinischen Befunden nach Sondierung der Sulki, sondern es war bei dieser Testgruppe nach drei Monaten auch eine bedeutend bessere gingivale Gesundheit zu verzeichnen als bei der Kontrollgruppe. Doch wie soll eine „perfekte" Zahnreinigung betrieben werden? Welche Putzmethode, welche Zahnbürste ist die geeignete?

Die einzig korrekte Antwort auf diese Fragen lautet, daß im Prinzip verschiedene Methoden und Zahnbürsten zu dem Ziel einer optimalen Zahnsäuberung führen können. Viel wichtiger ist primär die Putzdauer, was in gewisser Weise auch logisch ist: Je länger Kinder putzen, desto mehr Plaque wird dabei entfernt (*Honkala* et al. 1986). Für Erwachsene wird generell eine Bürstdauer von mindestens 5 Minuten pro Tag einschließlich der Säuberung der Zahnzwischenräume mittels Zahnseide empfohlen; gleiches gilt im Prinzip für Kinder mit herausnehmbaren Geräten. Bei Patienten mit festsitzenden kieferorthopädischen Apparaturen kann dies jedoch aufgrund der vielfältigen Retentionselemente erheblich länger dauern. Nicht selten hört man von motivierten Patienten, sie würden pro Gebißreinigung 15 Minuten und mehr benötigen! Häufig sieht die Realität jedoch völlig anders aus. Unter „normalen" Bedingungen (ohne spezielle Motivation und Instruktion) beträgt die durchschnittliche Bürstdauer von Kindern zirka eine Minute und weniger (*MacGregor & Rugg-Gunn* 1979). 38% der für die Zahnbürste zugänglichen Zahnflächen werden dabei nicht gereinigt, was besonders für die Lingual- bzw. Palatinalflächen gilt (*Rugg-Gunn* et al. 1979). Es kommt daher beim Zähneputzen auch auf eine bestimmte Systematik an. Diese muß den Patienten vor allem für schwierig zu erreichende Gebißabschnitte demonstriert werden, da diese Regionen sonst oft von der Zahnbürste unberührt bleiben.

Als Bürstmethode wird von den meisten Zahnärzten eine modifizierte *Bass*-Technik empfohlen: Kleine kreisförmige Rüttelbewegungen auf der Zahnfläche, wobei die Zahnbürste in einem Winkel von 45° zur Zahnachse angesetzt wird. Theoretisch ist diese Bürstmethode sicherlich effizient, da damit die Plaque gut aus dem Sulkus und den Interdentalräumen beseitigt werden kann. Doch sie ist zumindest für Kinder schwierig zu erlernen beziehungsweise für Eltern zu problematisch,

Mundhygiene

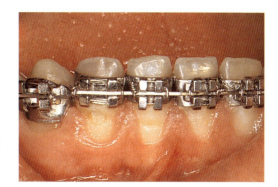

Abb. 3-2 Keilförmige Defekte an Unterkieferschneidezähnen, bedingt durch starke Säureeinwirkung (Fruchtsäfte, Obst) und durch übermäßiges, vor allem horizontales Zähneputzen.

um sie korrekt bei ihren Kindern anzuwenden. Bei einer vergleichenden Studie stellte sich heraus, daß eine horizontale „Schrubber"-Methode im Milchgebiß die Plaque besser entfernte als beispielsweise die vertikale Rolltechnik (*Sangnes* et al. 1972; *Sangnes* 1974). Eine zusätzliche Erklärung, warum mit einem sehr einfachen horizontalen Bürsten ein so positives Ergebnis erzielt werden konnte, liegt höchstwahrscheinlich in der konischen Form der Milchzahnkronen.

Die Schlußfolgerung aus vielen klinischen Studien ist immer dieselbe: Die Unterschiede zwischen den verschiedenen Putzmethoden sind nur marginal und klinisch unbedeutend; im übrigen scheint das alleinige Zähneputzen allgemein kein sehr wirkungsvolles Mittel zur vollständigen Plaqueentfernung zu sein (*Gibson & Wade* 1977; *Bergenholtz* et al. 1984).

Eine Verbesserung der Oralhygiene hängt somit nicht von der Entwicklung neuer Putzmethoden ab, sondern primär von einer optimalen Anwendung des Hilfsmittels Zahnbürste in jeglicher vom Patienten gewählten Art. Das setzt jedoch zunächst vor allem ein erhöhtes Bewußtsein dafür voraus, Zähne und Zahnhalteapparat gesund erhalten zu wollen. Andererseits ist es erforderlich, manche Patienten darauf hinzuweisen, daß ein übertriebenes Zähneputzen schädlich sein kann: Akute erosive, ulzeröse Gingivaläsionen und -rezessionen sind die Folge. Zudem gilt übermäßig starkes, vor allem horizontales Zähneputzen als Kofaktor für das Entstehen keilförmiger Defekte (*Sangnes & Gjermo* 1976; *Völkl* et al. 1987) (Abb. 3-2).

Selbst bezüglich des Designs einer Zahnbürste gibt es keinen wissenschaftlich fundierten Beweis, daß eine spezielle Zahnbürstenform einer anderen bei der Entfernung von Plaque überlegen ist (*Frandsen* 1986). Fest steht lediglich, daß abgenutzte Zahnbürsten in ihrer Reinigungskraft weniger effektiv sind (*Kreifeldt* et al. 1980). Trotz des eben Gesagten sollte man Patienten und Eltern gewisse Ratschläge für das Aussuchen einer brauchbaren Zahnbürste geben. Nach *Sheiham* (1977) sollte eine solche „gute" Zahnbürste

1. einen kleinen Bürstkopf haben (max. 30 x 10 mm), um alle Zahnflächen zu erreichen,
2. in einem breiten und langen Griff auslaufen, um die Bürste gut fassen zu können,
3. weiche, abgerundete Kunststoff-Borsten besitzen, damit gingivale Schäden gering bleiben (im Markkanal von Naturborsten können sich Bakterien ansiedeln, außerdem sind sie nicht abrundbar),
4. ein gerades Multituft-Borsten-Feld aufweisen, um gingivale Schäden oder Abrasionen so gering wie möglich zu halten (Abb. 3–3).

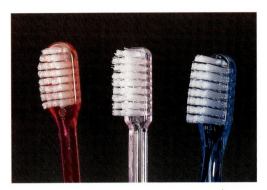

Abb. 3-3 Beispiele für Zahnbürsten, die gut zur Mundhygiene geeignet sind (nähere Angaben s. Text). Von links nach rechts: Elmex® super 29, Oral B® P 30, Butler® GUM® (# 407).

Grundsätzlich muß eine Putzmethode einfach erlernbar sein und ständig überprüft werden. Die häusliche Zahnpflege ist trotzdem in aller Regel nicht ausreichend, das heißt, der Zahnarzt, die ZMF oder die Prophylaxehelferin müssen zusätzlich eine professionelle, mechanische Plaqueentfernung durchführen. In einem Übersichtsartikel über die bis 1981 veröffentlichte Literatur kommen *Bellini* et al. zu dem Schluß: Eine professionelle Zahnreinigung in regelmäßigen Intervallen kann die Karies auf allen Zahnflächen verhindern; die häusliche Zahnpflege hingegen hat lediglich einen Effekt auf die Frontzähne und die Glattflächen der Seitenzähne. Auch das Verwenden fluoridierter Zahnpasten verhindert Karies hauptsächlich auf den Glattflächen; Approximal- und besonders Fissurenkaries werden davon praktisch nicht beeinflußt (*Wright* et al. 1980).

Eine weitere, häufig von Patienten gestellte Frage ist: „Soll ich meine Zähne elektrisch oder manuell putzen?" Die Antwort hängt davon ab, ob ein Patient motiviert ist oder nicht. Denn bei angemessener, vor allem auch durch Recalls kontrollierter Motivation ist die Art des „Fortbewegungsmittels" eines Bürstkopfes relativ unbedeutend. Ist ein Patient nicht auf eine gründliche Zahnreinigung programmiert, so kann der elektrische Antrieb – auch mit elliptischer Schwingung – nichts wesentlich verbessern. Dem steht scheinbar entgegen, daß drei Geräte (Interplak®, Rota-dent® und Plak Control®) in Kreuz-Studien eine signifikant bessere Plaqueelimination bewirkten als andere elektrische oder manuelle Zahnbürsten (siehe Kapitel 5.3.1.3 „Elektrische Zahnbürsten").

Einschränkend muß in jedem Falle gesagt werden, daß jeglicher elektrischer Antrieb die manuelle Geschicklichkeit eines Patienten erlahmen läßt und dieser sich dann allzusehr auf das Gerät verläßt. So wird der Zahnarzt nicht umhin können, zusätzliche Hilfsmittel wie etwa Zahnseide zu empfehlen.

Zur Verhütung von Approximalkaries ist der positive Effekt von Zahnseide unumstritten (Abb. 3-4). Jedoch wird eine gute kariespräventive Wirkung in klinischen Studien nur dann erreicht, wenn die Approximalraumreinigung mittels Zahnseide von speziell ausgebildeten Prophylaxe-Hilfskräften durchgeführt wird (*Wright* et al. 1977); von den Probanden selbst vorgenommenes Fädeln läßt dagegen keine Reduktion der Kariesinzidenz erkennen (*Granath* et al. 1979). Diese Tatsache ist höchstwahrscheinlich auf eine unzulängliche Anwendungstechnik zurückzuführen. In zwei bis drei Wochen dauernden Studien konnte allerdings auch bei Anwendung durch den Patienten selbst der hemmende Einfluß der Zahnseide auf die approximale Sulkusblutung (*Graves* et al. 1989) sowie auf die approximale Plaquebildung (*Spindel & Person* 1987) gezeigt werden. Gerade vom parodontologischen Standpunkt her wird der Reinigung der Approximalräume immer mehr Bedeutung beigemessen. Untersuchungen haben gezeigt, daß die Gingivitis nicht marginal, sondern immer im Interdentalraum beginnt und daß bei einer bestehenden Parodontitis in der Regel die approximalen Taschentiefen signifikant größer sind als die oralen und vor allem als die fazialen (*König* 1987).

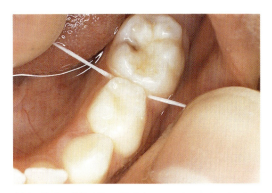

Abb. 3-4 Effektive Reinigung der Interdentalräume (und der Distalflächen endständiger Zähne) im reinen Milchgebiß.

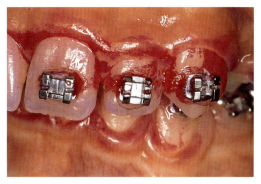

Abb. 3-5 Zähne mit festsitzenden kieferorthopädischen Apparaturen sind für Zahnbürste und Zahnseide schlecht zugänglich. Man beachte die angefärbte Plaque um die Brackets herum und im Interdentalraum.

Die Art der verwendeten Zahnseide (gewachst/ungewachst) ist bezüglich der Plaqueentfernung eher nebensächlich (*Lamberts* et al. 1982; *Wunderlich* et al. 1982). Allerdings wird gewachste Zahnseide von den meisten Patienten als angenehmer empfunden, da sie sich nicht so sehr aufspleißt und die Interdentalpapille weniger traumatisiert (*Beaumont* 1990). Beide Zahnseidearten zerreißen jedoch bei gesunden Interdentalpapillen das innere Saumepithel, das der Zahnoberfläche anliegt; dessen Regeneration dauert in der Regel zwei Wochen (*Waerhaug* 1981). Sollte man nun aufgrund dieser zuletzt zitierten Studie davon abrücken, eine tägliche Anwendung von Zahnseide zu empfehlen, weil dadurch irreparable Parodontalschäden zu erwarten sind? Sicherlich nicht, da dieser Zusammenhang bisher nicht festgestellt wurde und auch aus klinischer Erfahrung nicht haltbar ist. Dennoch sollte man seine Patienten darüber informieren, daß es bei einer gesunden Interdentalpapille unnötig ist, die Zahnseide bis unter den Gingivalsaum zu drücken, da es dort ohnehin keine Plaque gibt (*Waerhaug* 1981). Entgegen gängigen Empfehlungen rät *König* (1987) zu einem Fädeln mit Zahnseide nur alle 2 bis 3 Tage, dann aber so gründlich wie möglich. Der relativ große Aufwand läßt dies tatsächlich wirksamer erscheinen als flüchtiges Fädeln in kürzeren Abständen. Abgesehen davon können Multiband-Patienten mit kurzzeitigem Fädeln ohnehin nicht viel erreichen; gerade sie müssen sich intensiv um ihre interdentalen Risikostellen kümmern (Abb. 3–5).

3.2 Ernährung

Das Thema Ernährung ist das heikelste in der gesamten Kariesprävention überhaupt. So scheint es zunächst einmal das am wenigsten kontrollierbare und beeinflußbare Element im Kariesgeschehen zu sein (*Naujoks* 1985). Andererseits ist es für die Kariesätiologie der entscheidende Faktor schlechthin. Dabei spielen besonders vergärbare Kohlenhydrate in Form von Mono- und Disacchariden eine wichtige Rolle; Saccharose sticht als ein besonders kariogenes Substrat hervor.

Könnte man das Ernährungsverhalten radikal ändern, so müßte man sich über eine effektive Mundhygiene oder den Gebrauch von Fluoriden nicht so viele Gedanken machen. Doch allein durch Aufklärungskampagnen ist das Problem offensichtlich nicht in den Griff zu bekommen. Der Zuckerkonsum ist eng mit der „Industriegesellschaft, ihrem Arbeits- und Lebensrhythmus verwoben, ist eine Droge, die den Arbeitstakt mit aufrechterhält" (*Mintz* 1987). Schon im frühen Kindesalter wird das Verlangen nach Süßem geweckt, das heißt, dieses Verlangen nach Süßem ist zum großen Teil erlernt (*Bartsch* et al. 1984). Die „Zuckerkarriere" eines Individuums beginnt normalerweise mit dem ersten Lebenstag durch die Aufnahme von süßer Muttermilch, die früher oder später durch Babyfertignahrung ersetzt wird, der regelmäßig Zucker zugefügt ist. Dadurch lernen Säuglinge und Kleinkinder schon relativ früh „süß" als angenehme Geschmacksrichtung kennen. Viele Eltern setzen später Süßigkeiten mehr oder weniger erfolgreich als Erziehungsmittel ein. Dieser Zuckerkonsum wird von der Industrie mit einem entsprechenden Werbungsaufwand massiv unterstützt. Noch vor einigen Jahren wurde gesüßter Kindertee als „wohltuend und bekömmlich" für „gesunde, zufriedene Kinder" und als Hilfe für eine „ungestörte Nachtruhe" angepriesen. Doch diese „Dauerberuhigungssauger" hatten schlimme Folgen. So gibt es einen direkten Zusammenhang zwischen solchen Einschlaftees und mas-

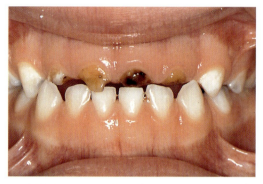

Abb. 3-6 Vollständige kariöse Zerstörung der Oberkieferschneidezähne im Milchgebiß durch Gabe von gesüßtem Tee bzw. Fruchtsaft in Nuckelflaschen (Nursing bottle-Syndrom).

siver Zerstörung besonders der Oberkiefer-Milchschneidezähne (*Winter* 1980; *Wetzel* 1981) (Abb. 3–6). Durch das wiederholte Saugen während der Nacht werden die Zähne ständig von einer 94- bis 96%igen Zuckerlösung (bezogen auf die Trockensubstanz) umspült und sehr schnell irreparabel geschädigt. Obwohl die Industrie nach heftiger Kritik ihre gezuckerten Kindertees vom Markt nahm, ist die Zuckerteekaries, auch „Nursing bottle-Syndrom" genannt, immer noch relativ häufig zu beobachten. Gesüßter Tee wird nun vielfach durch Säfte, die Fruchtzucker und Fruchtsäure enthalten, und durch andere süße Getränke ersetzt, die nachts per Flasche verabreicht werden.

Durch die zunehmende „Enthäuslichung" der Nahrungsaufnahme sowie durch den gestiegenen Konsum von Fertigprodukten ist der Einfluß der Konsumenten auf die Zubereitung ihrer Nahrung ständig geschwunden (*Mintz* 1987). Bei der heutigen technisierten und vom Prinzip „Zeit ist Geld" bestimmten Lebensphilosophie, in der die Freizeit einen immer größeren Stellenwert erhält, wollen sich die meisten Menschen nicht mit aufwendigen Essenszubereitungen abmühen, sondern sie begnügen sich mit „fast food". Zuckerhaltige Nahrungsprodukte vermitteln hierbei schnell ein Sättigungsgefühl. Die süße Zwischenmahlzeit gehört daher fast überall zum Alltag: Ob in der Schule, bei der Arbeit oder zu Hause. Die Folge ist, daß der Verzehr von Süßwaren in den letzten Jahrzehnten kontinuierlich anstieg; Schokolade ist hierbei der „Marktführer" (Abb. 3–7). Rund eine Milliarde DM wurde in der alten Bundesrepublik Deutschland Jahr für Jahr von zirka 7 Millionen Kindern im Alter zwischen 5 und 14 Jahren für Süßigkeiten aller Art ausgegeben (*Bartsch* et al. 1984). Dieses entspricht etwa 140 DM pro Kind und Jahr.

Aufgrund der geschilderten Tatsachen ist es illusorisch, ein generelles Süßigkeitsverbot auszusprechen. Die erfolgversprechendere Strategie besteht in der Beratung hinsichtlich eines Süßigkeitenverzehrs, der möglichst wenig Schaden anrichtet. Denn es sind gerade die süßen Zwischenmahlzeiten, die die Zähne zerstören. So hat sich in der bereits zitierten Vipeholm-Studie (*Gustafsson* et al. 1954) gezeigt, daß die Einnahme von 300 g Zucker pro Tag keine exzessiven Schäden an den Zähnen hinterläßt, solange dieser Zucker zu den Hauptmahlzeiten konsumiert wird. Die gleiche Menge Zucker führte jedoch zu erheblichen kariösen Läsionen, wenn sie über den ganzen Tag verteilt in Form von Zwischenmahlzeiten verzehrt wurde. Aufgrund der geschilderten Untersuchung können aus dem Zuckerverbrauch pro Kopf der Bevölkerung allein noch keine Rückschlüsse auf die Kariesprävalenz gezogen werden. Die Schweiz beispielsweise hat schon seit Jahren einen höheren Zuckerverbrauch als die ehemalige Bundesrepublik Deutschland. Dennoch hat sie viel geringere Kariesdaten, was sicherlich nicht ausschließlich auf den strategisch sinnvolleren Einsatz von Süßwaren zurückzuführen ist; ein sehr gutes Zahngesundheitssystem und der Einsatz von Fluoriden tun ihr übriges. Die Vipeholm-Ergebnisse wurden auch in den Turku-Zucker-Studien (*Scheinin* & *Mäkinen* 1975) und in der ungarischen WHO-Studie (*Scheinin* & *Bánóczy* 1985) bestätigt: Ersetzt man die Saccharose durch den nichtkariogenen Zuckeralkohol Xylit, so bleiben Zahnschäden aus, da S. mutans in seiner Vermehrung gehemmt wird (*Loesche* et al. 1984).

Aber es ist natürlich nicht nur die Saccharose allein, die kariogen wirkt. Ebenso spielen Zusammensetzung und Konsumfrequenz sowie sonstige Eigenarten der Nahrung eine Rolle (Klebrigkeit, interagierende Zusatzstoffe, Reihenfolge der Aufnahme etc.). Daher ist es äußerst schwierig, den kariogenen Einfluß eines einzelnen Nahrungsstoffes zu bestimmen (*Newbrun* 1982).

Um das beschriebene Problem zu lösen, sind Verfahren entwickelt worden, die Säureproduktion zu messen und damit die Kariogenität einzelner Nahrungsmittel zu bestimmen. Diese Verfahren wurden so-

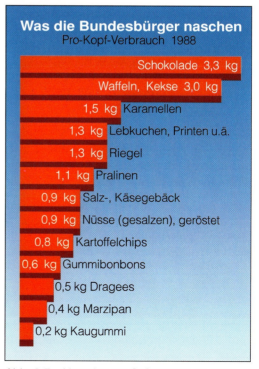

Abb. 3-7 Verzehr von Süßigkeiten der Bürger in der ehemaligen Bundesrepublik Deutschland 1988 (Quelle: GLOBUS).

wohl in vitro (*Bibby* 1975) als auch in vivo (*Imfeld* 1977) angewendet. Ergebnisse, die aufgrund von In-vitro-Versuchen gewonnen wurden, sind relativ wenig aussagekräftig. Sie berücksichtigen weder die spezifische Mundflora noch Speicheleigenschaften oder den Fluoridgehalt der Zähne. Selbst Messungen der Säureproduktion in vivo müssen mit einer gewissen Skepsis betrachtet werden. So gibt es nach *Newbrun* (1989) keinen singulären Test, der in der Lage ist, die Kariogenität eines Nahrungsstoffes genau zu bestimmen. Auch die Sammlung von Ernährungsdaten ist überaus problematisch und kaum objektivierbar; selbst mittels einwöchiger Ernährungsprotokolle lassen sich am Ende keine genauen Aussagen treffen. Dies zeigten verschiedene Studien, bei denen die Ernährung als Kariesprädiktor bewertet wurde (*Schröder & Granath* 1983; *Stecksén-Blicks* et al. 1985).

Das Alter eines Individuums ist offensichtlich ein weiterer Parameter, der die Zuverlässigkeit beeinflußt, die eine Ernährungsevaluation bezüglich der Kariesprognostik hat. Bei Kindern im Vorschulalter (3 bis 6 Jahre) korreliert die Erhebung von Ernährungsfaktoren besser mit der Karieshäufigkeit als bei Kindern im Schul- und Pubertätsalter. Dies wird in einer Untersuchung von *Holm* et al. (1975) deutlich, in der ein positiver Zusammenhang zwischen der Frequenz von süßen Zwischenmahlzeiten und der Karies an Milchmolaren nachgewiesen werden konnte. *Granath* und *Schröder* (1978) zogen zusätzlich zur Ernährung noch die Mundhygiene als Vorhersagefaktor heran und entwickelten ein relativ banales Erklärungsmodell für das Zusammenwirken dieser Faktoren beim Kariesprozeß: Bei schlechter oraler Hygiene und häufigem Süßigkeitenverzehr ist das Kariesrisiko am höchsten. Die schädliche Kombination „zuckerreiche Ernährung + mangelhafte orale Hygiene" wurde in einer weiteren Studie bei dreijährigen Kindern erneut bestätigt (*Schröder & Granath* 1983). Wird hingegen kontrolliert auf süße Zwischenmahlzeiten verzichtet, so hat dies einen hemmenden Einfluß auf die Kariesentwicklung (*Granath* et al. 1978). Der geschilderte inhibitorische Einfluß ist danach sogar stärker als jener einer professionellen Oralhygiene oder eines Kauens von Fluorid-Tabletten.

Obgleich einer häufigen Saccharose-Aufnahme der stärkste ätiologische Faktor in der Kariesentwicklung zugeschrieben wird, konnten bisher longitudinale Studien nur geringe Korrelationen zum Karieszuwachs nachweisen (*Thompson* et al. 1983; *Rugg-Gunn* et al. 1984). Ein Grund dafür ist, daß neben der oben geschilderten Altersabhängigkeit sowie den allgemeinen Schwierigkeiten bei der Datenerhebung sicherlich auch die Tatsache eine Rolle spielt, daß in den meisten industrialisierten Ländern der Kohlenhydratkonsum ohnehin sehr hoch und nur geringen individuellen Schwankungen unterworfen ist (*Seppä & Hausen* 1988b).

3.3 Resistenzerhöhung des Wirtes

Es gibt mehrere Möglichkeiten zur Resistenzerhöhung des Wirtes, das heißt des Patienten: das Zuführen von Fluoriden, die prophylaktische Fissurenversiegelung und die gezielte Immunisierung. Die zuletzt genannte spezifische Immunisierung gegen Karies scheint bislang nicht möglich, und es ist fraglich, ob sie je erreicht wird (*Lehner* 1983). Obgleich bereits Impfstoffe gegen S. mutans hergestellt wurden (*Takahashi* et al. 1990), muß ihre Wirkung sehr eingeschränkt sein, da sich S. mutans wie alle anderen oralen Bakterien praktisch außerhalb des immunologisch kontrollierten Raumes bewegt. Lediglich über die Sulkusflüssigkeit und den Speichel können Antikörper in die Mundhöhle gelangen; doch wahrscheinlich nicht in ausreichender Quantität und Qualität. Zudem ist Karies eben keine monofaktorielle und auch keine monobakterielle Erkrankung.

Fluoride sind – wie eine fast endlose Zahl epidemiologischer Untersuchungen gezeigt hat – ein überaus probates Mittel bei der Bekämpfung von Karies (*Ekstrand* et al. 1988). Jedoch ist der Einsatz von Fluoriden in den alten Bundesländern gerade in jüngerer Zeit, unterstützt durch unausgewogene Darstellungen in den Medien, wieder ins Gerede geraten. Besorgte Eltern und Leiter/innen von Kindergärten stellen in der Folge solcher Veröffentlichungen meist die Fluoridtablettengabe bei den ihnen anvertrauten Kindern ein. Die resultierende Verunsicherung ist um so bedauerlicher, als dem in der Zahnpasta enthaltenen Fluorid ein wesentlicher Erfolg bei der weltweit (mit Ausnahme der ehemaligen Bundesrepublik Deutschland, Frankreichs und Japans) zu beobachtenden Kariesreduktion zuzuschreiben ist (*Downer* 1984; *Marthaler* 1984; *Ketterl* 1985).

Die Wirkmechanismen des Fluorids sind kurzgefaßt folgende:

- Störung des Anheftungsmechanismus des Pellikels und der Zahnplaque auf der Schmelzoberfläche (*Tinanoff* et al. 1976),
- direkte antibakterielle Wirkung durch Hemmung der Glykolyse in den Bakterienzellen (*Steinke* et al. 1983) und
- Förderung der Remineralisation (*Arends & Gelhard* 1983).

Alle neueren Untersuchungen zeigen, daß dem letzten Punkt das größte **Gewicht zukommt**. Unter „normalen" Bedingungen besteht im Biotop Mundhöhle ein Gleichgewicht zwischen Demineralisation und Remineralisation. Erst wenn dieses Gleichgewicht kippt, schlägt die Demineralisation in Richtung auf eine kariöse Läsion um (Abb. 3–8 und 3–9). Ehe sich aber ein Schmelzdefekt etablieren kann, hat der Organismus die Möglichkeit, die Demineralisationszone zu remineralisieren. Das frühe Stadium einer Karies ist dadurch gekennzeichnet, daß sich unter einer intakten Schmelzoberfläche eine entmineralisierte Schmelzschicht befindet (subsurface lesion) (Abb. 3–10). Immer während eines Kohlenhydratschubes kommt es aufgrund der erhöhten Stoffwechselleistung der kariogenen Mikroorganismen zum Anstieg von organischen Säuren; diese Säuren reagieren mit dem Hydroxylapatit unter Bildung von löslichen Kalzium- und Phosphationen, die bei ihrer Diffusion nach außen wieder ausfallen (*Silverstone* 1977). Jedesmal, wenn Kohlenhydrate in die Plaque diffundieren, kommt es zur Demineralisation unter der Oberfläche. In den „Erholungsphasen" zwischen den Mahlzeiten steigt der pH-Wert wieder an, und Kalzium- und Phosphationen aus der Plaque können mittels eines Konzentrationsgradienten in den Schmelz diffundieren und diesen reparieren.

Zwischen dem Wirt (Zahn) und seiner Flora besteht unter „normalen" Bedingungen ein Gleichgewicht: Die Remineralisation dominiert, sofern die Säureproduktion nur zeitweilig und von kurzer Dauer ist, mithin der Kohlenhydratnachschub nur zu den Hauptmahlzeiten (Vipeholm-Studie) erfolgt bzw. durch Zuckeraustauschstoffe wie Xylit ersetzt wird (Turku-Studien). Unterstützt wird der Mechanismus der Remineralisation durch Fluoride. Danach ist in einer durch Säureangriff instabilen Schmelzzone bei direkter Verfügbarkeit von Fluoridionen mit einer schnellen und durchgreifenden Stabilisierung des Schmelzes durch Remineralisation zu rechnen (*Ten Cate* 1984). Die sehr aktiven Fluoridionen werden dabei rasch in das Kristallgefüge eingelagert, wobei sowohl Hydroxylionen verdrängt als auch von Hydroxylionen nicht beanspruchte „Apatitplätze" besetzt werden. Eine derartige rekristallisierte Schmelzzone entspricht in ihrem Aufbau nicht natürlich geformtem Schmelz – die Schmelzkristallite sind viel größer – und sie ist wesentlich stabiler, das heißt säureunlöslicher; erst bei einem pH von 4,5 wird Fluorapatit gelöst.

Aus den vorstehenden Ausführungen ergibt sich daher als logische Konsequenz,

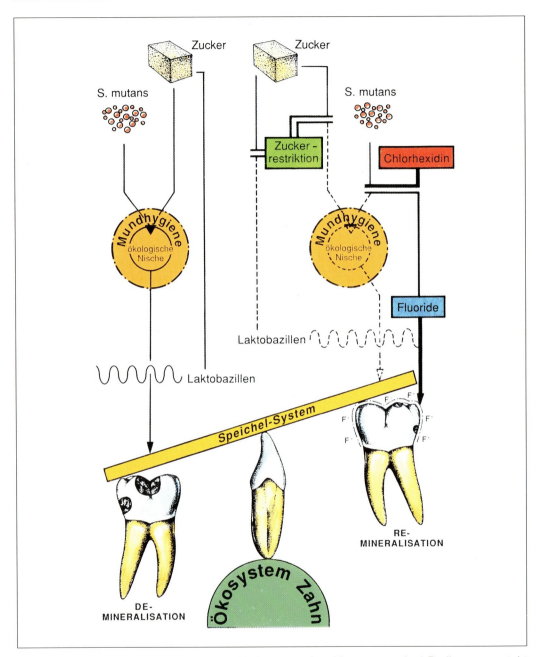

Abb. 3-8   Prinzip der Kariesätiologie und Kariesprävention. Unter „normalen" Bedingungen steht das Ökosystem Zahn in einem Gleichgewicht von demineralisierenden und remineralisierenden Prozessen. Bildet sich jedoch bei geeignetem Substratangebot für S. mutans eine ökologische Nische, so überwiegt die Demineralisation; bei gleichzeitig vermehrten Laktobazillen entsteht eine kariöse Läsion. Mundhygienemaßnahmen haben nun nur noch eine abschwächende Wirkung. Andererseits verhindert eine zuckerarme Ernährung die starke Zunahme von S. mutans. Direkt hemmend auf S. mutans wirkt Chlorhexidin, während Fluoride unmittelbar die Remineralisation des Zahnschmelzes fördern.

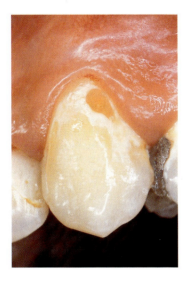
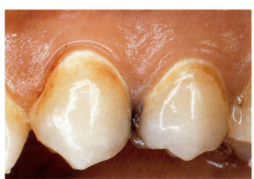

Abb. 3-9 Karies mit Kavitätenbildung im Zervikalbereich eines oberen Eckzahnes.

Abb. 3-10 Zwei obere Prämolaren mit zervikalen Initialläsionen, die durch eine gezielte Fluoridtherapie remineralisiert werden können.

daß Fluorid immer in kleinen Mengen am Ort des Geschehens verfügbar sein sollte, wenn mehrmals täglich die Mundhöhlenbakterien mit vergärbaren Kohlenhydraten „gefüttert" werden und folglich der pH-Wert wiederholt unter die kritische Grenze sinkt. Dabei wird der Schmelz jedes Mal „entkalkt", und jedes Mal muß er remineralisiert werden. Daher sollte in unserer „zuckerreichen" Gesellschaft bei allen Menschen zeitlebens Fluorid verfügbar sein. Dies geschieht zum Teil auch schon dadurch, daß über 90% der auf dem westeuropäischen Markt befindlichen Zahnpasten Fluoride in irgendeiner Form enthalten. Nach verbindlichen Normen ist festgelegt, daß Zahnpasten nicht mehr als 0,15% Fluorid enthalten dürfen. Dieses Fluorid wird im Mund sehr schnell durch den Speichel verdünnt. Niedrige Fluoridkonzentrationen von weniger als 0,01% Fluorid, welches kurzzeitig einwirkt, führen zur Bildung einer Fluorapatitschicht, welche die Hydroxylapatitkristalle überdeckt. Bei höheren Fluoridkonzentrationen (über 0,01%) wird Hydroxylapatit aufgelöst, und Kalziumionen werden freigesetzt, die sich mit dem überschüssigen Fluorid zu Kalziumfluorid verbinden. Diese Kalziumfluoriddeckschicht bildet sich aber nur, wenn die Fluoridlösung in saurer Form vorliegt (*König* 1987). Auf einer glatten Schmelzoberfläche bleiben Kalziumfluoridniederschläge nicht lange bestehen und können leicht mit einer Zahnbürste weggebürstet werden (*Dijkman* et al. 1982). Ist jedoch die Schmelzoberfläche bereits durch einen kariösen Prozeß porös geworden, so können darin sehr leicht Fluoridionen eingelagert werden und als Depot über mehrere Monate wirken; der gleiche Effekt ist durch Anätzen der Schmelzoberfläche erreichbar (*Bruun* et al. 1982).

Natürlich gibt es je nach Alter eines Zahnes unterschiedlich intensive Kariesattacken. Das Zeitintervall größter Kariesgefährdung liegt zwischen 0 und 4 Jahren post eruptionem (*Carlos & Gittelsohn* 1965). Und natürlich gibt es auch Unterschiede bezüglich der gefährdeten Zahnflächen. So sind die Okklusalflächen der Molaren – allein schon aufgrund ihres diffizilen Fissurenreliefs – nach dem Zahndurchbruch die am meisten kariesgefährdeten Zahnareale. Ferner zählen dazu die bukkalen Grübchen der 1. Unterkiefermolaren und die palatinalen Foramina caeca der Oberkieferfrontzähne. Später – nach Kontaktaufnahme zum Nachbarzahn – fallen besonders die Approximalläsionen der

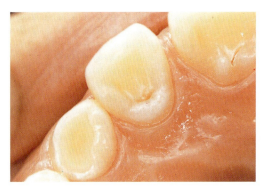

Abb. 3-11 Foramina caeca-Karies an den Zähnen 11 und 12.

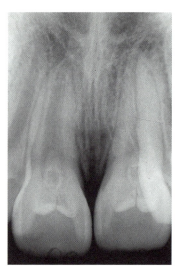

Abb. 3-12 Röntgenaufnahme von stark ausgeprägten Foramina caeca (Übergangsform zur Invaginationsmißbildung) an zwei oberen mittleren Schneidezähnen. Derartige Invaginationen stellen eine besondere Prädilektionsstelle für Karies dar, die sich sehr schnell zur Pulpa hin ausbreiten kann.

Molaren ins Gewicht (*Lu & van Winkle* 1984); für Milchzähne und bleibende Zähne gibt es diesbezüglich übrigens nur geringe Unterschiede (Abb. 3–11 und 3–12).

Abbildung 3–13 ist aus einer Studie von *Marthaler* (1969) entnommen, bei der erst ab dem 6. Lebensjahr bis zum Alter von 14 Jahren Fluorid in Form von Tabletten verabreicht wurde. Danach wiesen die Fissuren und Grübchen der 1. Molaren lediglich eine Kariesreduktion von 23 bis 33% auf, die Approximalflächen sowie die bukkalen und oralen Glattflächen jedoch von 44 bis 52%. Aus der geschilderten Tatsache ergibt sich, daß Fluoride also hauptsächlich auf die Approximal- und die Glattflächen der Zähne wirken; und in der Tat ist weltweit durch fluoridierte Zahnpasten hauptsächlich ein Rückgang der Glattflächenkaries zu beobachten.

Bis heute gibt es jedoch keine wissenschaftlich fundierte Korrelation zwischen dem Fluoridgehalt des Schmelzes und der Karieserfahrung, weder im Milchgebiß noch im bleibenden Gebiß (*De Paola* et al. 1975; *Poulsen & Larsen* 1975). Somit entbehren Behauptungen, man müsse bereits vor dem Zahndurchbruch und sogar schon pränatal durch Fluoridtabletten eine präeruptive „Besser"-Mineralisation des Schmelzes herbeiführen, einer rechtfertigenden Grundlage (*Driscoll* 1981). Beispielsweise hat sich bei epidemiologischen Studien gezeigt, daß Kinder, die zehn Jahre in einem Gebiet mit einer hohen natürlichen Fluoridkonzentration des Trinkwassers wohnten, nach ihrem Umzug in eine Gegend mit geringer Fluoridkonzentration des Trinkwassers binnen zweier Jahre eine erhebliche Kariesinzidenz aufwiesen (*Ekstrand* et al. 1988).

Es besteht demnach keine dauerhafte Resistenz gegenüber Karies, nur weil ein Individuum in einer Region mit einem hohen Fluoridgehalt des Trinkwassers geboren und aufgewachsen ist. In der Reifungsphase der Zahnhartsubstanzen wird hier zwar Fluorid eingelagert, aber nur zu einem geringen Teil und nur in den äußersten Randbereichen des Schmelzes. Selbst bei vollständiger Substitution aller Hydroxylionen durch Fluoridionen wäre der Fluoridanteil des gesamten Zahnschmelzes nur 3,7%. Doch wird eine vollständige Substitution ohnehin nie erreicht,

Resistenzerhöhung des Wirtes

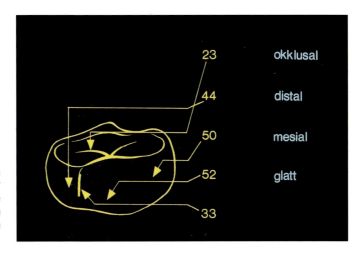

Abb. 3-13 Karieshemmung an den 1. Molaren (in %) im Alter von 13 bis 15 Jahren als Folge einer Fluoridtablettengabe vom 5. bis 6. Lebensjahr an (nach *Marthaler* 1969).

nicht einmal bei Fluorosepatienten. Sie ist auch gar nicht wünschenswert und indiziert. Allgemein wurde das Dogma vom konstitutionellen Einbau des Fluorids schon längst aufgegeben. Mehr noch: Im gesunden Schmelz ist Fluorid überhaupt nicht nötig, denn es läßt sich dort im Prinzip gar nicht einlagern (s.o.), hat hier also im Grunde keine Funktion. Erst wenn eine Demineralisation stattgefunden hat, spielt Fluorid eine große Rolle. Karies ist demnach in einem gewissen Sinne eine „Fluoridmangelerkrankung".

Schafft es ein Individuum nicht, sein Biotop Mundhöhle im bakteriellen, substratspezifischen Gleichgewicht zu halten, so kann Karies entstehen, und zwar um so mehr, je ungünstiger das Gleichgewicht und je weniger Fluorid vorhanden ist. Es kommt demnach also nicht so sehr auf eine systemische Gabe von Fluorid an – die lokale Fluoridwirkung an der Schmelzoberfläche ist viel entscheidender. Fluorid muß direkt mit dem Schmelzgefüge in Kontakt treten. Dieses Prinzip wirkt bei der Einnahme von Tabletten, die deshalb zerkaut, besser noch gelutscht werden sollten, ebenso wie beim Trinkwasser, bei Spüllösungen und Gelees. Insgesamt hat Fluorid präeruptiv nur eine geringe kariesprophylaktische Bedeutung.

Folglich sollte man Fluorid nicht länger nur als ein Prophylaxe-, sondern auch als ein Therapiemittel ansehen, da es initiale Kariesläsionen auszuheilen vermag und die Progression von Schmelzschäden verlangsamen oder stoppen kann. Fluoride sollten demnach vom Zahnarzt strategisch sinnvoll als Remineralisationsmittel eingesetzt werden. Dieser Gedankengang könnte ebenso als Argument gegen eine Fluoridzusetzung zum Trinkwasser angesehen werden. Dennoch ist die deutliche Kariesreduktion in den Gebieten unbestritten, in denen eine Trinkwasserfluoridierung besteht. Unabhängig davon ist auch bei einer kollektiven Verabreichung von Fluoriden ein strategisch sinnvoller Einsatz denkbar, so beispielsweise in Gebieten mit einer hohen Kariesprävalenz und einem schlechten zahnärztlichen Gesundheitssystem. Neben der Trinkwasserfluoridierung hat ferner fluoridiertes Speisesalz eine nicht zu bestreitende kariespräventive Wirkung, die ähnlich hoch ist wie jene der Trinkwasserfluoridierung. Die Kariesreduktion liegt bei ca. 50%, wie Untersuchungen in der Schweiz ergaben (*Marthaler* et al. 1978). Erst unlängst bekam fluoridiertes Speisesalz auch in Deutschland unter dem Handelsnamen „SEL-Flujosal-Meersalz" eine Vertriebszulassung. Es enthält 250 mg Fluorid und 15 mg Jodid pro Kilogramm, letzteres zur Prophylaxe von Schilddrüsenerkrankungen. Bei einem durchschnittlichen Tagesverbrauch von 4 g Salz kommt es zu einer Fluoridaufnahme von etwa 1 mg Fluorid, was aus kariesprophylaktischer Sicht als sinnvolle und ausreichende Menge angesehen wird.

Schließlich ist noch zu berücksichtigen, daß es auf dem Markt verschiedene Fluoridverbindungen gibt, die eine unterschiedliche Effektivität aufweisen. So sind organische Fluoride (Aminfluoride: Elmex®, Kariodent®) anorganischen (z. B. Natriumfluorid) überlegen: Erstere sind sehr oberflächenaktiv und erzielen eine signifikant höhere Plaquereduktion als die anorganischen Fluoride (*Schmid* 1983). Zum einen beschleunigen die Amine die Fluoridaufnahme in den Schmelz, zum anderen führen sie zur Bildung eines wasserabweisenden Filmes auf der Schmelzoberfläche, der die Kalziumfluoridschicht schützt. Die stärkere Fluoridaufnahme wird sicherlich auch durch den sauren Charakter des Amins selbst bestimmt (pH 4,4). Dadurch wird der oberflächliche Schmelz angelöst. Somit wird ein ähnlicher Vorgang wie bei der Demineralisation simuliert; das Fluorid kann sich nachfolgend besser in die Schmelzoberfläche einlagern. Obschon die Aminfluoride aufgrund experimenteller Daten den anorganischen Fluoriden vorzuziehen sind, ist der kariesinhibitorische Unterschied bei guter Mundhygiene kaum feststellbar. Bei Tierexperimenten zeigte sich, daß anorganische Fluoride (z.B. Monofluorphosphat) bei täglicher Anwendung ähnlich gute karieshemmende Effekte besitzen wie Aminfluoride; erst wenn die Fluoridpräparate nur alle fünf Tage appliziert wurden, hatten Aminfluoride aufgrund ihrer Depotwirkung einen deutlichen Vorteil (*Schmid* et al. 1984). In einer großangelegten dreijährigen Studie benutzten je zirka 1000 sechs- bis achtjährige Kinder eine Aminfluorid- oder eine Natriummonofluorphosphat-Zahnpaste. Dabei kam es in der Aminfluorid-Gruppe zu einem geringeren Karieszuwachs (*Cahen* et al. 1982). Man kann aber davon ausgehen, daß die fehlende Überwachung der Kinder mit einem unregelmäßigen Zähneputzen und mit einer unregelmäßigen Anwendung der Zahnpaste verbunden war.

Dennoch ist die Art des verwendeten Fluorids nicht entscheidend, allein seine generelle ständige Anwesenheit bei vorangegangener Demineralisation ist entscheidend (*Ahrens* 1983).

Neben Fluorid sind Kalzium- und Phosphationen wichtige Faktoren für die Remineralisation. Neuere Untersuchungen lassen erkennen, daß tägliche Mundspülungen mit Kalziumlaktat die Konzentration dieser Ionen in der Plaque erhöhen können (*Van der Hoeven* et al. 1989); der Demineralisation kann somit offenbar entgegengewirkt werden. Dies wurde sowohl in Tierexperimenten (*Van der Hoeven* 1985) als auch in klinischen Studien am Menschen bestätigt (*Yaskell & Kashket* 1991). Offenbar wird dadurch weder die bakterielle Zusammensetzung der Plaque beeinflußt noch die Plaquebildung selbst gefördert; auch eine erhöhte Zahnsteinbildung ist nicht zu erwarten (*Schaeken* & *van der Hoeven* 1990). Kalziumlaktat kann daher als kariespräventiver Wirkstoff angesehen werden; gerade die Kombination mit Fluoridspüllösungen oder Fluoridzahnpasten dürfte besonders sinnvoll sein. Klinische Studien darüber stehen aber noch aus.

Die Tabellen 3–1 und 3–2 sollen zusammenfassend die kariesprophylaktischen Möglichkeiten widerspiegeln und sie hinsichtlich ihrer Praktikabilität, ihrer Kosten und besonders ihrer kariespräventiven Wirkung beleuchten.

Programm	Art	Praktikabilität	Kosten	Karies-Prävention beobachtet	Karies-Prävention potentiell
zu Hause	Oralhygiene	+/+–	mittel	– –	?
	Ernährungslenkung	+/–	gering	– –	+++
	Fluorid				
	Zahnpaste	+	gering	+–	+–
	Spüllösung	+	mittel	+	+
	Gel	+–/–	hoch	+–	+
	Tabletten	+–/+	mittel	+–	++

Tab. 3–1 Kariesprophylaxe, die zu Hause vom Patienten betrieben werden kann (nach *Newbrun* 1989).
(+++ = sehr gut, ++ = gut, + = befriedigend, +– = variabel, – = schlecht, – – = sehr schlecht)

Programm	Art	Praktikabilität	Kosten	Karies-Prävention beobachtet	Karies-Prävention potentiell
Praxis	Oralhygiene				
	halbjährlich	+–	mittel	– –	– –
	zweiwöchentlich	–	hoch	+++	+++
	Ernährungslenkung	+/+–	hoch	– –	+++
	Fluorid				
	Lack	+–	hoch	+	+
	Versiegelung	+	hoch	+	+

Tab. 3–2 Kariesprophylaxe, die in der Praxis vom Zahnarzt bzw. einer geschulten Fachkraft betrieben werden muß (nach *Newbrun* 1989).
(+++ = sehr gut, ++ = gut, + = befriedigend, +– = variabel, – = schlecht, – – = sehr schlecht)

Auf den ersten Blick ist in dieser Zusammenstellung eine Kluft zwischen der potentiell möglichen und der tatsächlich beobachteten Wirksamkeit bestimmter Maßnahmen ersichtlich, besonders was die Ernährungslenkung betrifft. Aus dem Gesagten folgt, daß konventionelle Strategien bezüglich der Kariesprophylaxe überdacht und neu bewertet werden müssen: Neue Konzepte braucht das Land!

3.4 Zusammenfassung

Die klassischen Säulen der Kariesprophylaxe: Mundhygiene, Ernährung und Fluoride müssen differenzierter als bisher gesehen werden.
Die regelmäßige, totale Entfernung der Plaque kann Karies und Parodontopathien verhindern. Durch Zähneputzen allein ist dies nicht zu erreichen; professionelle zahnärztliche Hilfe ist notwendig.

Bei der Ernährung muß der Zuckerkonsum drastisch reduziert werden; und zusätzlich ist nicht unbedingt das „Wieviel" sondern das „Wie oft" die entscheidende Frage.

Die Fluoride haben wesentlich zur Reduktion der Glattflächenkaries beigetragen. Sie sind ein Therapeutikum für die Ausheilung von Initialläsionen. Kalziumlaktat kann höchstwahrscheinlich die Effektivität von Fluorid bei der Remineralisation noch unterstützen.

Alle präventiven Maßnahmen sollten so koordiniert sein, daß die „Chemische Fabrik" Plaque mit ihren spezifischen Keimen entscheidend getroffen wird.

4 Nutzen und Risiken einer kieferorthopädischen Behandlung für die Zahnhartgewebe und das Parodont

4.1 Zahnfehlstellungen und Behandlungsnotwendigkeit

Kieferorthopädische Behandlungen nehmen in ihrer Häufigkeit zu. Wurde in der Bundesrepublik Deutschland in den fünfziger Jahren nur ein geringer Prozentsatz eines Jahrgangs kieferorthopädisch behandelt, so ist es heute mehr als die Hälfte (siehe Tab. 4–1). Die Gründe hierfür liegen zum einen angeblich in einer tatsächlichen Zunahme schwerwiegender Dysgnathien in den Industrienationen (*Ghafari* et al. 1989; *Heikinheimo* 1990; *Varrela* 1990), zum anderen aber sicher auch in einer günstigeren finanziellen Situation sowie in einem anspruchsvolleren ästhetischen Bewußtsein von Patienten und Eltern (*Shaw* et al. 1980). Bei der schon mehrfach erwähnten IDZ-Studie war rund ein Viertel der Befragten mit seiner Zahnstellung und dem Aussehen seiner Zähne unzufrieden. Besonders Jugendliche gaben an, von Altersgenossen in der Schule gehänselt zu werden und Fotos zu vermeiden, auf denen ihre Zähne erkennbar sind (IDZ 1991).

Wie sieht es nun aber mit der tatsächlichen Behandlungsnotwendigkeit aus?

Die bevölkerungsrepräsentative IDZ-Studie (IDZ 1991) zeigt für die Bundesrepublik Deutschland, daß nur 1 bis 3% der Untersuchten ein „kieferorthopädisches Idealgebiß" besitzen, das keine Zahnfehlstellungen oder Okklusionsstörungen aufweist. Bei den 8- bis 9jährigen Kindern hatten dagegen 69% geringe bis mittlere, 30% gar schwere Gebißfehlstellungen. Bei den 13- bis 14jährigen war die Verteilung ähnlich: 75% geringe bis mittlere, 22% starke Fehlstellungen. Als starke Fehlstellungen oder Okklusionsstörungen wurden Anomalien definiert, die sehr ausgeprägt waren oder in mehreren Gebißabschnitten auftraten, wie beispielsweise ein offener Biß oder ein Kreuzbiß in mindestens zwei Bereichen, tiefer Biß und Engstände in beiden Front- und allen Seitenzahngebieten sowie eine Frontzahnstufe größer als 5 mm. Probanden, die weder durch die oben aufgezählten Merkmale gekennzeichnet waren, noch ein Regelgebiß hatten, bildeten die Zwischengruppe mit geringen bis mittleren Zahn- und Kieferfehlstellungen. Obgleich auch diese mittlere Gruppe vom Idealzustand abweicht, ist nicht in jedem dieser Gebisse eine kieferorthopädische Behandlung nötig und sinnvoll. Dennoch, so offenbaren die Zahlen, kann man auf alle Altersgruppen bezogen eine insgesamt hohe kieferorthopädische Behandlungsnotwendigkeit feststellen (Tab. 4–2).

Tatsächlich sind in der ehemaligen Bundesrepublik Deutschland die Behandlungszahlen hoch. Tabelle 4–1 belegt, daß die meisten Behandlungen im Alter von 13 bis 14 Jahren stattfinden. Fast 60% dieser Altersklasse werden kieferorthopädisch behandelt im Gegensatz zu nur 10% der 8- bis 9jährigen. Eine Therapie bereits im frühen Wechselgebiß kommt demnach nicht sehr häufig vor. Ebenso wird im fortgeschrittenen Alter Kieferorthopädie nur in geringem Umfang betrieben.

Nutzen und Risiken für die Zahnhartgewebe und das Parodont

Altersgruppe in Jahren	8 bis 9	13 bis 14	35 bis 44	45 bis 54
Häufigkeit der Behandlung	10	57	15	5
Art der Behandlung herausnehmbar festsitzend herausnehmbar/festsitzend	* * *	73 23 3	88 9 2	56 20 12
Dauer der Behandlung 0 bis 2 Jahre 2 bis 3 Jahre über 3 Jahre	* * *	33 26 37	38 32 29	44 24 28

Tab. 4–1 Häufigkeit, Art und Dauer kieferorthopädischer Behandlungen in der Bundesrepublik Deutschland in Abhängigkeit vom Alter (IDZ 1991). Alle Angaben in Prozent,* = Befund wurde in dieser Altersgruppe nicht erhoben.

Zahnstellungsanomalie	8 bis 9 Jahre	13 bis 14 Jahre	35 bis 54 Jahre
keine	1,1%	3,1%	1,5%
gering bis mittel	68,6%	74,7%	76,7%
stark	30,3%	22,2%	21,8%

Tab. 4–2 Prozentualer Anteil der Patienten mit Zahnstellungsanomalien in der ehemaligen Bundesrepublik Deutschland (bevölkerungsrepräsentative Stichprobe, IDZ 1991).

Offensichtlich wird in allen Altersgruppen überwiegend noch mit herausnehmbaren Geräten therapiert: in der jugendlichen Gruppe bei über 70%, im Erwachsenenalter (35 bis 44 Jahre) bei fast 90%. Die Dauer kieferorthopädischer Behandlungen liegt in allen Altersgruppen in über 50% der Patienten bei 2 Jahren und mehr.

4.2 Kieferorthopädische Behandlung als karies- und parodontalprophylaktische Maßnahme

Kieferorthopädische Behandlungen, besonders mit festsitzenden Geräten, bergen die Gefahr, daß funktionelle und ästhetische Verbesserungen um den Preis gesteigerter Karieshäufigkeit erkauft werden. Das Gegenargument, daß die meisten kieferorthopädischen Behandlungen gerade in den Zeitraum einer allgemeinen Karieszunahme fallen, ist trügerisch. Zweifelsohne ist der Abschnitt von 6 bis 12

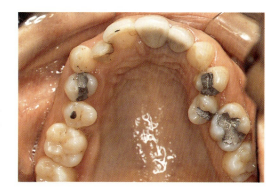

Abb. 4-1 Ein ausgeprägter Engstand besonders im linken Prämolarenbereich des Oberkiefers erschwerte die nicht optimale Mundhygiene und unterstützte damit die Kariesentstehung an den jetzt restaurativ versorgten Zähnen.

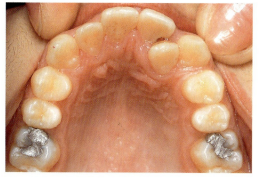

Abb. 4-2 a Zahnengstand kann zu gesteigerter Plaqueakkumulation und nachfolgender Karies führen, hier an der Distalfläche des Zahnes 2 1. Aber selbst bei einem so hochgradigen Platzmangel kann der Zahnverfall durch eine sorgfältige Interdentalpflege verhindert werden.

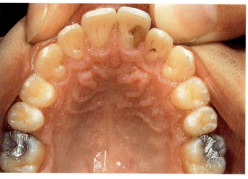

Abb. 4-2 b Derselbe Patient wie in Abbildung 4-2 a nach kieferorthopädischer Korrektur; provisorische Versorgung des Zahnes 2 1.

Jahren vom Durchbruch der bleibenden Zähne gekennzeichnet, aber auch davon, daß diese Zähne dem höchsten Kariesrisiko ausgesetzt sind. Natürlich können ungünstige anatomische Verhältnisse, insbesondere Zahnengstände, aufgrund einer erhöhten Plaqueretention beziehungsweise aufgrund einer erschwerten, unzureichenden Zahnreinigung ebenfalls das Kariesrisiko erhöhen (*Miller & Hobson* 1961; *Katz* 1977). Und sicher kann eine kieferorthopädische Behandlung hierbei Abhilfe schaffen (Abb. 4–1; Abb. 4–2 a und b).

Doch konnte in einer zwanzigjährigen Longitudinalstudie bei Patienten mit unterschiedlichen Anomalien (Kreuzbiß, horizontaler Überbiß, Zahnengstand) im Vergleich zu einer Kontrollgruppe keine Korrelation zwischen den Zahnstellungsfehlern und der Kariesprävalenz gefunden werden (*Helm & Petersen* 1989 a); im Hinblick auf den Parodontalzustand wurde nur bei extrem horizontalem Überbiß, bei Kreuzbiß und Zahnengstand ein (gewisser) statistisch signifikanter Zusammenhang registriert (*Helm & Petersen* 1989 b). Insgesamt belegen diese Autoren somit,

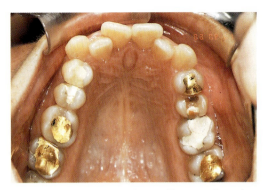

Abb. 4-3 Trotz massiven Engstandes hat sich bei diesem Patienten aufgrund seiner guten Mundhygiene keine Approximalkaries in der Oberkieferfront entwickelt.

daß Zahn- und Kieferfehlstellungen im allgemeinen weder aus karies- noch aus parodontalprophylaktischen Gründen kieferorthopädisch beseitigt werden müssen. Anders ausgedrückt, spezielle professionelle Methoden der Mundhygiene helfen mindestens ebenso zuverlässig, Zerstörungen der Zahnhartsubstanz und des Zahnhalteapparates zu vermeiden.

Demgegenüber konnte die oben erwähnte IDZ-Studie (IDZ 1991) in ihrem repräsentativen Probandengut einen Zusammenhang zwischen Zahnengstand und Kariesprävalenz aufzeigen: 14% der 13- bis 14jährigen, die Engstände in vier und mehr Gebißbereichen hatten, gehörten in die Gruppe mit hohem DMFT (mehr als neun kariöse, fehlende oder gefüllte Zähne), aber nur 4% der 35- bis 54jährigen. Obwohl dieser Zusammenhang statistisch nicht signifikant war, vermuten die Autoren, daß im Laufe des Lebens engstehende Zähne häufiger zunächst kariös, dann gefüllt und später extrahiert werden.

Der Zusammenhang zwischen Zahnfehlstellungen, insbesondere Engstand und dem Auftreten von Karies, ist in der Literatur umstritten. Es wird aber auch diskutiert, ob und wie stark Zahnengstände – gerade in ausgeprägten Formen – mit dem Auftreten von Gingivitis und Parodontitis verknüpft sein könnten. Während einige Autoren in ihren Untersuchungen eine Korrelation zwischen Zahnengstand und der Plaqueakkumulation bzw. dem Grad der Gingivitis nachgewiesen haben (*Ainamo* 1972; *Silness & Roynstrand* 1985), kommen andere zu einer gegenteiligen Ansicht (*Geiger* et al. 1974; *Ingervall* et al. 1977; *Buckley* 1981).

Dieser scheinbare Widerspruch läßt sich jedoch damit erklären, daß sich das Probandengut sehr unterschiedlich zusammensetzte (Alter der Patienten, besonders aber Niveau der Mundhygiene) und nicht einmal eine einheitliche Begriffsbestimmung des Engstandes bestand. *Ingervall* et al. (1977) kommen jedenfalls in ihrer halbjährigen Studie an 50 Probanden im Alter zwischen 21 und 32 Jahren zu dem Schluß, daß der bestimmende Faktor für eine gingivale Entzündung eher die Menge der akkumulierten Plaque ist als der Zahnengstand selbst. Wurde die Interdentalreinigung eingestellt, so führte das sowohl bei Zähnen im Engstand als auch bei normal stehenden zu einer ähnlichen Plaqueansammlung und zu ähnlichen Gingivitissymptomen; benutzten die Probanden wieder regelmäßig Zahnseide, fielen in beiden Gruppen die Plaque- und Gingiva-Indizes gleich stark ab (Abb. 4-3). Dies wurde auch jüngst in einer dreijährigen Studie von *Davies* et al. (1991) bestätigt. Zwar wies die kieferorthopädisch behandelte Gruppe nach drei Jahren geringere Plaque- und Gingiva-Indizes auf als die unbehandelte Kontrollgruppe, doch wurde dies eher dem erhöhten Mundhygienebewußtsein der Patienten zugeschrieben als der kieferorthopädischen Behandlung an sich. Folglich kann man festhalten, daß nur bei schlechter oder mittelmäßiger Mundhygiene Zahnfehlstellungen zur Etablierung parodontaler Erkrankungen beitragen können.

In bestimmten Fällen jedoch haben kieferorthopädische Maßnahmen unbestritten einen positiven Effekt auf das Parodontium, zum Beispiel bei allen Anomalien, die mit einem chronisch-traumatischen Schleimhautkontakt einhergehen (*Poulton*

Abb. 4-4 Attachmentgewinn durch (präprothetisches) Aufrichten eines Unterkiefer-Molaren.

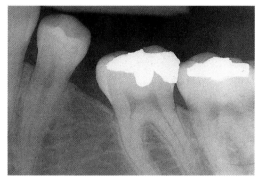

Abb. 4-4 a Röntgenaufnahme des Zahnes 3 6 vor der Behandlung.

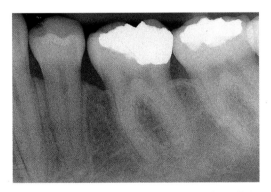

Abb. 4-4 b Röntgenaufnahme desselben Zahnes wie in Abbildung 4-4 a nach zweijähriger kieferorthopädischer Behandlung; es ist ein Attachmentgewinn zu beobachten.

1989). Obwohl nicht unwidersprochen, soll auch das präprothetische Aufrichten gekippter Unterkiefermolaren zu einer lokalen Verbesserung der parodontalen Verhältnisse führen (*Lang* 1977) (Abb. 4–4 a und b). Ebenso kann durch Intrusion von parodontal stark geschädigten Zähnen neues Attachment gewonnen werden,

vorausgesetzt die Mundhygiene ist perfekt, und es wird einleitend und begleitend eine parodontale Behandlung durchgeführt (*Melsen* et al. 1988).

Generell gibt es vermutlich keine wissenschaftlich fundierten Beweise dafür, daß kieferorthopädische Maßnahmen allein einen positiven Effekt auf die Gesundheit bzw. Gesundung von Zahnhartgewebe und Zahnhalteapparat haben. Sie können aber helfen, die mechanische Plaquebeseitigung zu vereinfachen und tragen damit zu einer wirkungsvolleren Mundhygiene bei.

4.3 Risiken einer kieferorthopädischen Behandlung für die Zahnhartgewebe und das Parodont

Im nachfolgenden soll nicht auf mögliche Wurzelresorptionen durch die kieferorthopädische Behandlung eingegangen werden. Allein die Risiken der Zahnhartgewebe durch Karies und des Parodonts durch Gingivitis und Parodontitis werden diskutiert.

4.3.1 Herausnehmbare Geräte

Unter herausnehmbaren kieferorthopädischen Apparaturen versteht man zahlreiche unterschiedliche Behandlungsgeräte wie zum Beispiel aktive Platten, Aufbißplatten, Stimulationsplatten, funktionskieferorthopädische Geräte und schiefe Ebenen. Alle diese Apparaturen bestehen aus einem Kunststoffkörper sowie Halte- und Bewegungselementen, die meist aus Metall hergestellt sind.

Die Trageanweisungen für solche herausnehmbaren kieferorthopädischen Geräte variieren erheblich. Während auf der einen Seite Stimulationsplatten bei Zerebralparetikern mehrmals täglich nur für kurze Zeit eingesetzt werden, müssen auf der anderen Seite Funktionsregler fast 24 Stunden pro Tag getragen werden.

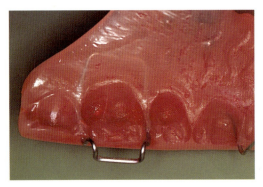

Abb. 4-5 a Aktivator mit angefärbter Plaque, als Beleg dafür, daß kieferorthopädische Geräte zur Vermehrung der Bakterienzahl in der Mundhöhle beitragen.

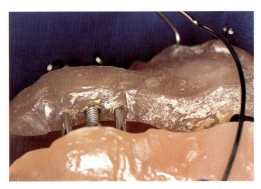

Abb. 4-5 b Aktivator mit Zahnstein als Zeichen mangelhafter Geräte- (und Mund)pflege.

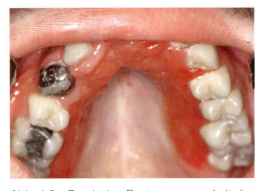

Abb. 4-6 Durch den Restmonomergehalt des Kunststoffes einer herausnehmbaren kieferorthopädischen Plattenapparatur hervorgerufene Stomatitis; es ist nicht auszuschließen, daß die gleichzeitig mangelhafte Mundhygiene als Ko-Faktor gewirkt hat.

Gleiches gilt für schiefe Ebenen, die sogar während des Essens im Munde bleiben müssen.

Angesichts der vielfältigen Gestalt und der sehr unterschiedlichen Tragezeiten fällt es schwer, allgemeingültige Aussagen über die erforderliche Mundhygiene bei Patienten mit herausnehmbaren Geräten zu formulieren. Grundsätzlich muß festgestellt werden, daß Patienten, die mit herausnehmbaren Apparaturen behandelt werden, eine ganz normale Zahnreinigung betreiben können. Das heißt, nachdem sie ihre Geräte aus dem Mund genommen haben, können sie Zahnbürste und Zahnseide in gleicher Weise anwenden wie ein Kind, das nicht kieferorthopädisch behandelt wird. Daß dies eine wirksame Oralhygiene im Vergleich zu Patienten, die mit festsitzenden Apparaturen behandelt werden, erheblich erleichtert, wird in einer Studie über die Bakterienflora deutlich (*Schlagenhauf* et al. 1989). Demnach sind die S. mutans-Zahlen bei Trägern herausnehmbarer Geräte nicht deutlich erhöht – im Gegensatz zu Multiband-Patienten. Ferner führt die Behandlung mit aktiven Platten und funktionskieferorthopädischen Geräten auch nicht auf anderem Wege zu parodontalen Erkrankungen (*Flores-de-Jacoby & Müller* 1982). Allerdings wird berichtet, daß Entzündungen der palatinalen Gingiva bei Patienten, die herausnehmbare Geräte tragen, signifikant häufiger auftreten als bei Patienten, die festsitzend kieferorthopädisch behandelt werden (*Pender* 1986).

Bedeutet beides, daß es gar keine Besonderheiten bezüglich der Mundhygiene bei diesen Patienten gibt? Zweifellos nein!

Sicher muß berücksichtigt werden, daß sich auf zahnärztlichen Werkstoffen allgemein mehr Plaque sammelt als auf natürlichem Schmelz (*Rothen* et al. 1978) (Abb. 4–5 a und b). Besonders auf der Oberfläche von Kunststoffen – bedingt durch deren Mikroporositäten – bilden sich schnell Beläge, die vor allem Streptokokken sowie vereinzelt grampositive oder gramnegative Stäbchen oder Hefepilze enthalten (*Bickel & Geering* 1982). Dadurch wird zum einen das Risiko kariöser Läsionen erhöht und zum anderen die Ausbildung einer Prothesenstomatitis begünstigt (*Schröder* 1982) (Abb. 4–6).

4.3.2 Festsitzende Apparaturen

Während festsitzende kieferorthopädische Geräte einerseits den Vorteil dreidimensional kontrollierter Zahnbewegungen haben und deshalb überall zunehmend angewendet werden, stellen sie andererseits für das Biotop Mundhöhle eine besondere Belastung dar. Durch Bänder, Brackets, Bögen und zusätzliche Hilfsteile wird in der Mundhöhle eine Situation geschaffen, die leicht das empfindliche biologische Gleichgewicht stören kann. Die durch die Behandlungsapparatur erzeugten Retentionsstellen bewirken eine erhöhte Plaqueakkumulation. Diese Plaque sammelt sich besonders unter Bändern an, deren Zement ausgewaschen ist (*Mizrahi* 1982), auf der Kompositoberfläche, die geklebten Halteelementen angrenzt, sowie an der Verbindungsstelle zwischen Komposit und Schmelz (*Gwinnett & Ceen* 1979) (Abb. 4–7). Schnell können unter den Plaqueschichten Demineralisationen der oberflächlichen Schmelzschicht stattfinden. Solche Demineralisationen um die Bracketbasis können bereits einen Monat nach Befestigung des Brackets auftreten (*O'Reilly & Featherstone* 1987).

Doch ist es nicht so sehr das erhöhte Plaquevolumen an sich, sondern mehr die gleichzeitig ablaufende Differenzierung hin zu einer besonders kariogenen Plaqueflora, die das Kariesrisiko erhöht. Konkret kommt es bei dieser Differenzierung zu einer stärkeren Konzentration von säurebildenden Bakterien, die als Folge ihres Stoffwechsels den pH-Wert senken, wodurch das Milieu für eine weitere Anreicherung mit säuretoleranten Bakterien stabilisiert wird, während gleichzeitig die extra- und intrazellulären Polysaccharide zunehmen (*Balenseifen & Madonia* 1970). Neben dem pH-Wert fällt auch die Konzentration an freien Kalzium- und Phosphationen, denen Remineralisationsaufgaben zukommen (*Chatterjee & Kleinberg* 1979).

Zu den oben summarisch erwähnten säuretoleranten Bakterien gehören S. mutans und Laktobazillen. Für den zuletzt genannten Keim werden durch Multibandapparaturen und Brackets

Abb. 4-7 Ein Bracket fördert aufgrund seines retentiven Charakters die Plaqueansammlung, besonders an der Verbindungsstelle Metall-Komposit.

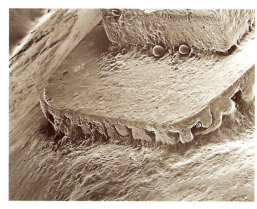

Abb. 4-7 a Plaque an der Verbindungsstelle Metall – Komposit. Rasterelektronenmikroskopische Aufnahme (Original x 44).

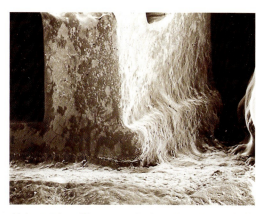

Abb. 4-7 b Plaque auf dem Bracket selbst. Rasterelektronenmikroskopische Aufnahme (Original x 50).

ideale Wachstumsbedingungen geschaffen, denn Laktobazillen vermehren sich in jeglicher Retentionsnische, in kariösen Höhlen, genauso wie an Bändern oder Brackets (*Sakamaki* & *Bahn* 1968). Ähnliches gilt für S. mutans, wenn auch in geringerem Maße (*Corbett* et al. 1981; *Mattingly* et al. 1983; *Scheie* et al. 1984; *Rosenbloom* & *Tinanoff* 1991). Wie bereits mehrfach beschrieben, gehören diese beiden Bakterienarten zu den Hauptverursachern von Karies. Bei der Studie von *Corbett* et al. (1981) ergab sich, daß kariesfreie, bebänderte Patienten sehr viel mehr S. mutans in ihrer Plaque (sowohl bukkal-oral als auch approximal) hatten als nicht bebänderte Patienten. *Scheie* et al. (1984) beobachteten zunächst einen Rückgang von S. mutans sowohl in der Plaque als auch im Speichel, was sie auf die Zerstörung des Bakterienreservoirs während des Bebänderns zurückführten. Nach drei Monaten jedoch übertrafen die S. mutans-Werte des Speichels und der Plaque jene vor der Behandlung bei weitem. Nicht bebänderte Zähne zeigten dagegen nur eine eher schwache Zunahme der S. mutans-Zahl. Im übrigen wurde gleichzeitig festgestellt, daß S. mutans im Speichel beinahe exponentiell mit der Anzahl der Bänder und Brackets ansteigt. Ökologische Faktoren, die für regionale Unterschiede der Bakterienflora verantwortlich sind, werden durch die Schaffung besonders günstiger Bedingungen für die S. mutans-Ansiedlung um die Bänder herum aufgehoben. Das verstärkte lokale Wachstum erhöht offensichtlich den oralen Infektionsspiegel, denn auch an den nicht bebänderten Zähnen stieg die Zahl von S. mutans in der Plaque bei solchen Patienten, die acht und mehr Bänder bzw. Brackets im Munde hatten.
Rosenbloom & *Tinanoff* (1991) verglichen S. mutans-Werte des Speichels von Patienten, die sich in der aktiven kieferorthopädischen Behandlungsphase befanden mit S. mutans-Werten von Patienten in der Retention, nach der Retentionsphase und einer Kontrollgruppe ohne jegliche kieferorthopädische Apparatur. Es zeigte sich,

daß lediglich die Patienten mit festsitzenden Geräten erhöhte S. mutans-Werte des Speichels aufwiesen. Bei allen anderen Gruppen einschließlich der Patienten, die einen festsitzenden oder herausnehmbaren Retainer trugen, waren ähnlich hohe Mengen von S. mutans nachweisbar. Die Autoren zogen daraus den Schluß, daß aufgrund einer festsitzenden kieferorthopädischen Behandlung keine langfristigen Erhöhungen der S. mutans-Werte zu erwarten sind. Doch bei einer Behandlungsdauer von durchschnittlich 2 Jahren haben die kariogenen Bakterien, allen voran die der Mutans-Streptokokken-Gruppe, genügend Zeit, kariöse Läsionen zu bilden. Durchschnittlich dauert es etwas mehr als ein Jahr, bis sich eine kariöse Läsion etabliert, und drei Jahre, bis sie das Dentin erreicht (*Berman* & *Slack* 1973; *Newbrun* 1989). Es ist davon auszugehen, daß bei erhöhten S. mutans-Zahlen und entsprechenden Retentionsnischen der kariöse Prozeß erheblich schneller voranschreitet.
Da sich S. mutans besonders in den für die Zahnpflege schwer zugänglichen Approximalräumen der Molaren ansiedelt, sind diese zuallererst – neben den Okklusalflächen – kariesgefährdet (*Kristoffersson* et al. 1984) (Abb. 4–8). Durch Bänder und Brackets wird das Risiko der Molaren noch beträchtlich erhöht.
In einer aktuellen Studie (*Schlagenhauf* et al. 1989) wurde darüber hinausgehend der Einfluß einer festsitzenden Behandlung mit der einer herausnehmbaren Therapie auf die Bakterienflora verglichen. Dabei zeigte sich, daß S. mutans nur bei den Patienten mit einer festsitzenden Apparatur deutlich erhöht war.
Die zwingende Folge derart erhöhter S. mutans-Werte wäre im Grunde eine Zunahme der Kariesinzidenz, da S. mutans als wichtigstes Bakterium bei der Kariesinitiation gilt. 1971 untersuchten *Zachrisson* und *Zachrisson* voll bebänderte Patienten, die im Mittel 19 Monate behandelt worden waren, hinsichtlich ihres Karieszuwachses. Um zu einer exakten Kariesdiagnostik zu gelangen, wurden vor und nach der Behandlung auch Bißflügel-

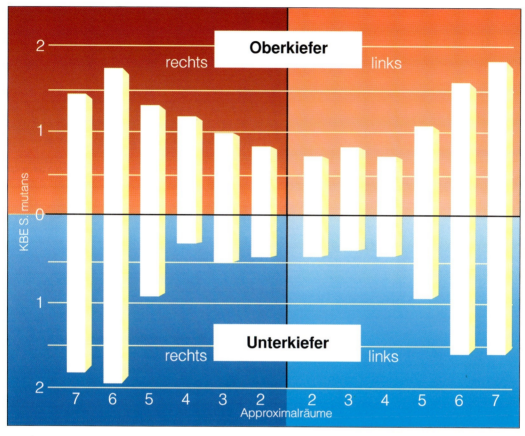

Abb. 4-8 Verteilung von S. mutans in den Interdentalräumen des Ober- und Unterkiefers. Grad 0: 10^3 bis 10^5 KBE, Grad 1: 10^5 bis 10^6, Grad 2: $>10^6$ (nach *Kristoffersson* et al. 1984) (KBE = **k**oloni**eb**ildende **E**inheiten).

aufnahmen herangezogen. Erstaunlicherweise zeigten die Ergebnisse des Autorenteams, daß es insgesamt zu keiner starken Zunahme der Karies gekommen war; lediglich eine Verschiebung der Karieslokalisation von approximal nach bukkal/oral wurde konstatiert. So wiesen jene Zähne, deren Bukkal- bzw. Oralflächen mit Brackets versehen waren, einen höheren Kariesbefall auf. Daraus schlossen die Untersucher, daß Bänder, die den gesamten Zahn umfassen, zu dessen Kariesprotektion beitragen. Zu ähnlichen Ergebnissen kam auch eine Studie von *Ingervall* (1962). Die meisten Probleme entstehen demnach erst dann, wenn sich Bänder lösen oder durch Abstehen Stufen bilden (*Corbett* et al. 1981). Nachteilig ist ferner, daß Bänder selten ganz exakt der Zahnoberfläche angepaßt werden können; es gibt immer Stellen, wo sie abstehen und die Zementschicht relativ dick ist (Abb. 4–9).

Grundsätzlich muß man davon ausgehen, daß jede festsitzende Behandlung die Kariesgefährdung entscheidend steigert. Das heißt konkret, daß Bänder nicht automatisch einen besseren Kariesschutz bieten als Brackets. Zwar sind die von einem Band bedeckten Zahnflächen bei fachgerechtem Vorgehen vorübergehend geschützt, doch kann der zum Befestigen

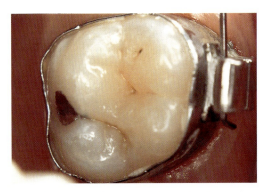

Abb. 4-9 Da sich die Ränder orthodontischer Bänder praktisch nie perfekt an die Zahnoberfläche anlegen lassen, kommt es in diesen Randbereichen immer zu potentiellen Retentionsräumen für Plaqueansammlungen.

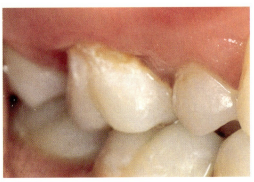

Abb. 4-10 Initialkaries an Zahn 1 6 nach Abnahme eines Bandes; darüber hinaus zahlreiche Entmineralisierungen als Kennzeichen einer mangelhaften Zahnpflege.

benutzte Zement herausgewaschen werden. Somit entsteht ein Mikrospalt, in dem sich eine Karies fast ungestört zu etablieren vermag (Abb. 4–10).

Doch kann Karies auch unmittelbar um ein orthodontisches Band herum entstehen. Ein Gebiet, das in diesem Zusammenhang erhöhte Aufmerksamkeit verdient, ist der Gingivalsaum. Viele anerkannte Kliniker fordern deshalb, daß Bandränder aus kariesprophylaktischen Gründen nicht subgingival liegen sollten. Läßt sich diese Situation trotz des entsprechenden Beschleifens eines Bandes nicht vermeiden, so wird sogar eine Gingivektomie empfohlen (*Anderman* 1989). Analog zum oben Gesagten weisen subgingival liegende Restaurationsränder eine höhere Sekundärkariesrate auf als supragingivale (*Hammer* 1978).

Zudem sind subgingival liegende Kronen- und Füllungsränder immer mit einer Entzündung der benachbarten Gewebe vergesellschaftet (*Renggli* 1974). Dies wurde auch für kieferorthopädische Bänder nachgewiesen (*Zachrisson & Zachrisson* 1972; *Zachrisson* 1976; *Legott* et al. 1984; *Huser* et al. 1990), wobei es infolge dieser Entzündung zu einem Attachmentverlust kommen kann (*Zachrisson & Alnæs* 1973) (Abb. 4–11 und 4–12). Besonders subgingival liegende Bänder verlagern auch die Plaque nach subgingival und leisten dadurch einer Gingivitis oder gar Parodontitis Vorschub (*Ericsson* et al. 1977). Mikrobiologisch finden sich ähnlich wie bei überstehenden Füllungsrändern überproportional viele gramnegative, anaerobe Keime, wie Bacteroides- und Actinomyces-Arten (*Diamanti-Kipioti* et al. 1987).

Die gingivale Entzündung bei orthodontischen Bändern kann aber auch mit einer Zunahme von Spirochäten, beweglichen Stäbchen und fusiformen Bakterien gekoppelt sein, wobei gleichzeitig der Anteil der Kokken abnimmt (*Müller & Flores-de-Jacoby* 1982, *Huser* et al. 1990). Selbst bei sehr guter Mundhygiene ist der Gingivazustand während einer Behandlung mit festsitzenden kieferorthopädischen Apparaturen deutlich verschlechtert (*Hartmann* et al. 1982). Erst bei Abnahme von Bändern und Brackets und bei fortgesetzter guter Mundhygiene kann sich eine Gingivitis wieder vollständig zurückbilden (*Atherton* 1970). Ohne professionelle Plaqueentfernung können allerdings bleibende Veränderungen der subgingivalen Flora an den Zähnen, die kieferorthopädische Bänder oder Brackets trugen, festgestellt werden, auch noch Jahre nach Abschluß einer kieferorthopädischen Behandlung (*Freuendorfer* 1991). Bei Zähnen, die Bänder trugen, wurde stets ein höherer Anteil an Spirochäten gefunden als bei Zähnen, auf denen Brackets befestigt waren.

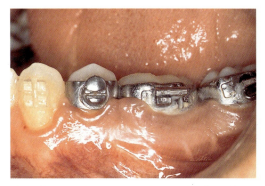

Abb. 4-11 Subgingival liegendes Band mit starker Plaqueakkumulation, die zum Entstehen einer Parodontopathie führen kann.

Da unter Praxisbedingungen viele Behandler nicht die erforderliche Zeit aufbringen, Bänder so umzugestalten, daß ihre Ränder prinzipiell supragingival liegen, sollte man, wenn immer möglich, das Befestigen von Brackets mittels der Schmelzätztechnik dem Zementieren von Bändern vorziehen (*Miethke & Bernimoulin* 1988) (Abb. 4–13).

Außerdem ist bekannt, daß zahnärztliche Materialien grundsätzlich mehr Plaque akkumulieren als Schmelz (*Rothen* et al. 1978); dies gilt für Stahlbänder ebenso wie für Befestigungszemente (*Ørstavik & Ørstavik* 1981) und Kompositmaterialien (*Skjörland* 1973). Überschüssiger Kompositkleber kann sehr schnell, besonders im Interdentalbereich, zu einer Entzündung des Zahnfleisches führen (*Zachrisson & Brobakken* 1978).

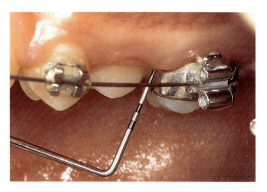

Abb. 4-12 Subgingival liegendes Band mit Entzündungserscheinungen des marginalen Parodontiums bei einer Sondierungstiefe von 3 mm.

Offensichtlich spielen jedoch Alterungserscheinungen des Materials bei diesem Problem eine Rolle. Zwar beobachteten *Van Dijken* et al. (1987) bei subgingival gelegenen Kompositfüllungen unabhängig von der Art des verwendeten Komposits (konventionelles, Hybrid-, Mikrofüller-Komposit) nach einem Jahr im Vergleich zum natürlichen Zahnschmelz weder höhere Plaque- noch Gingivitis-Indizes. Bei Kompositfüllungen jedoch, die zwei Jahre und älter waren, wurde der Unterschied zum Zahnschmelz signifikant.

Das Problem einer Sekundärkariesbildung bei Bebänderung kann man zu verringern versuchen, indem man dem Zement et-

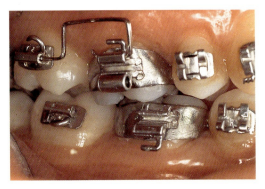

Abb. 4-13 Orthodontische Bänder auf den 1. Molaren, die durch entsprechendes Kürzen des gingivalen Randes bukkal (und oral) supragingival liegen. Der Interdentalraum bleibt dennoch ein Problembereich.

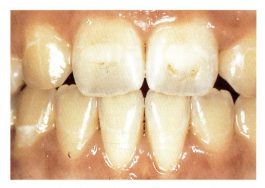

Abb. 4-14 Zustand nach Bracketentfernung: kariöse Läsionen an den oberen mittleren Schneidezähnen sowie Initialläsionen an den oberen (an Stelle der seitlichen Schneidezähne stehenden) Eckzähnen und an den unteren Eckzähnen.

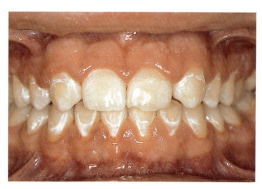

Abb. 4-15 a Girlandenförmige Demineralisationen (white-spot lesions) fast sämtlicher Ober- und Unterkieferzähne, vor allem in den Bereichen, in denen die Bracketbasen enden. Beachte die vorwiegend zervikale Lage, die durch eine schlechtere Zahnreinigung und damit erhöhte Plaqueretention in dieser Region zu erklären ist.

was Zinnfluorid beigibt (*Shannon* 1981; *Hastreiter* 1989) bzw. – wie immer stärker üblich – Glasionomerzement verwendet, der Fluoridionen freisetzt (*Forss & Seppä* 1990; *Forsten* 1990). So wurde in einer Studie von *Svanberg* et al. (1990) nachgewiesen, daß auf Glasionomerzementrestaurationen weniger S. mutans zu finden ist als auf Komposit- oder Amalgamfüllungen. Ferner werden zum Befestigen von Bändern Kupferzemente verwendet (*Jost-Brinkmann* et al. 1989). Das sind Zinkphosphatzemente, denen unterschiedliche Kupferverbindungen zugesetzt sind, um durch die antimikrobiellen Eigenschaften des metallischen Kupfers die Entstehung von Karies zu verhindern (*Jost-Brinkmann* 1986). Wenngleich in vitro mehrfach die bakteriziden Eigenschaften dieser Kupferzemente bestätigt wurden (*Finster & Riethe* 1963), steht der Beweis ihrer Wirksamkeit in vivo noch aus. Ungeachtet des verwendeten Zementes besteht jedoch grundsätzlich das Problem einer Zementauswaschung, wobei Glasionomerzement deutlich weniger löslich sein soll als Zinkphosphatzement (*Maijer & Smith* 1988).
Unabhängig davon erhöht jede Art der Befestigung von Brackets und Bändern

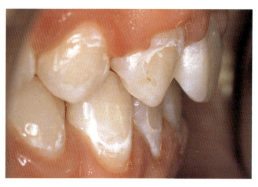

Abb. 4-15 b Dieselbe Patientin wie in Abbildung 4-15 a, Detailansicht der Eck-/Frontzahnregion des Ober- und Unterkiefers, girlandenförmige Demineralisationen.

die Plaqueretention. Mehr Plaque wiederum kann mehr kariogene Bakterien bedeuten. Wo mehr S. mutans ist, ist auch mit mehr Karies zu rechnen (*Kristoffersson* et al. 1985). Bei Patienten, die mit herausnehmbaren Apparaturen kieferorthopädisch behandelt werden, sind dies besonders die Fissuren und Approximalräume der Molaren; während Patienten mit festsitzenden kieferorthopädischen Geräten, die ohnehin eine ubiquitär erhöhte S. mutans-

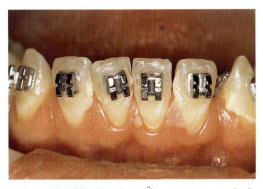

Abb. 4-16 Mittels einer Übertragungstechnik geklebte Brackets mit erheblichem Kompositüberschuß. Sofern diese Überschüsse nicht entfernt werden, führen sie zu einer erhöhten Plaqueretention und steigern damit das Kariesrisiko.

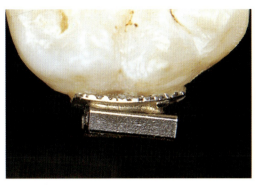

Abb. 4-17 a Bei einem Bracket mit Kompositunterschuß, der klinisch kaum wahrnehmbar ist, aber in Abbildung 4-17 b offensichtlich wird, kommt es zu einer Retentionsnische für kariogene Plaquebakterien; diese können dort sehr schnell „Sekundärkaries" auslösen.

Zahl aufweisen, praktisch alle Approximalräume und zusätzlich die Glattflächen um die Brackets herum einem erhöhten Kariesrisiko ausgesetzt sind (*Gorelick* et al. 1982) (Abb. 4–14 und 4–15). Verbleibt nach dem Befestigen eines Brackets ein massiver Kompositüberschuß, der eventuell noch in den Approximalraum hineinreicht, so ist die Plaqueretention extrem erhöht (Abb. 4–16). Noch ungünstiger aber als ein Kompositüberschuß ist ein Kompositunterschuß: Wenn der Bracketkleber nicht das gesamte Bracket bedeckt, so kann sich in einem solchen Spalt der Bracketbasis schnell unbemerkt eine Karies bilden (Abb. 4–17 a und b).

Wie eingangs erwähnt, war in den meisten Industrienationen Westeuropas und in den USA während der letzten 10 bis 15 Jahre ein drastischer Rückgang der Kariesprävalenzdaten zu verzeichnen (*Glass* 1982). In derselben Periode vollzog sich eine Verschiebung der Lokalisation und Progression der Karies innerhalb des Gebisses: Approximalkaries an Frontzähnen verschwand fast gänzlich, ebenso die Glattflächenkaries; bereits etablierte Läsionen weisen eine langsamere Progression auf. Andererseits sind jedoch nur geringe Veränderungen bei der Fissuren-

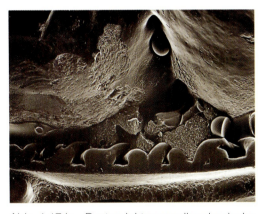

Abb. 4-17 b Rasterelektronenmikroskopische Aufnahme desselben Zahnes wie in Abbildung 4-17 a (Original x 36).

und Grübchenkaries zu konstatieren. Simultan mit diesem gewandelten kariogenen Verteilungsmuster kam es auch zu einer Anpassung des kariestherapeutischen Ansatzes, das heißt: weg von einer symptomatisch-restaurativen hin zu einer präventiven Strategie (*Gröndahl* et al. 1984). Daher wirkte sich in den oben erwähnten Regionen die weitgehende Verdrängung von Bändern durch geklebte

Brackets bezüglich des Kariesrisikos nicht nachteilig aus (*Øgaard* 1989 a), obgleich kieferorthopädischen Bändern – wie bereits geschildert – immer wieder eine gewisse kariesprotektive Wirkung nachgesagt wurde.

Da der Kariesrückgang in der ehemaligen Bundesrepublik Deutschland bisher relativ gering ist, könnten somit gerade hier kieferorthopädische Behandlungsmaßnahmen das Kariesrisiko deutlich erhöhen.

Ausgehend von der Tatsache, daß kieferorthopädische Behandlungen – besonders mit festsitzenden Geräten – das allgemeine Kariesrisiko eher vergrößern, entsteht eine Situation, die nur durch ein gewissenhaftes Vorgehen von Zahnarzt und Patient zu meistern ist. Doch genau dies kann der Ansatzpunkt für ein lang anhaltendes „prophylaktisches Gedächtnis" sein, das der behandelnde Zahnarzt oder Kieferorthopäde seinen Patienten vermitteln kann. Somit können über die eigentliche Behandlung hinaus starke prophylaxeorientierte Akzente gesetzt werden. Das wird auch in kontrollierten Studien deutlich. *Feliu* (1982) verglich die Mundhygiene von 74 kieferorthopädisch behandelten Patienten mit 74 unbehandelten Probanden. Dabei zeigte sich, daß nach der Behandlung Gingivitis und Plaque-Indizes in der kieferorthopädisch behandelten Gruppe geringer waren als in der unbehandelten. In einer Studie von *Southard* et al. (1986) wird von einer geringeren Kariesprävalenz bei kieferorthopädisch behandelten Marinerekruten gegenüber unbehandelten berichtet; dies wurde auf eine bessere kariespräventive Betreuung während der Behandlung zurückgeführt.

Schließlich müssen kieferorthopädisch behandelte Patienten selbst bezüglich parodontaler Erkrankungen kein erhöhtes Risiko fürchten, solange die orthodontische Therapie von einem adäquaten Prophylaxeprogramm begleitet wird (*Huber* et al. 1987; *Lervik & Haugejorden* 1988).

Bei konsequenter Plaquekontrolle ist die Entwicklung parodontaler Läsionen nahezu ausgeschlossen, vor allem auch weil das jugendliche Gebiß kaum dafür anfällig ist (*Zachrisson & Alnæs* 1973; *Alstad & Zachrisson* 1979). Gingivale Hyperplasien dagegen stellen ein häufiges Problem dar. Sie werden fast regelmäßig bei der Lingualtechnik beobachtet. Aber auch bei labial befestigten Brackets sind sie in unterschiedlichem Ausmaß zu finden. In einer longitudinalen Studie von *Zachrisson & Zachrisson* (1972) waren trotz guter Mundhygiene und niedriger Plaque-Indizes bei vielen der 49 mit festsitzenden Geräten behandelten Patienten moderate Gingivahyperplasien an nahezu allen Zähnen festzustellen. Solche Hyperplasien können sogar in stärkerem Umfang und generalisiert auftreten. Die Mundhygiene wird dabei erheblich erschwert; auch die Manipulation im Munde des Patienten, wie etwa das Befestigen von Brackets und Bändern, wird behindert. Trotz professioneller Zahnreinigung in kurzen Abständen bleiben diese Hyperplasien oftmals bestehen und müssen chirurgisch beseitigt werden; Rezidive sind jedoch häufig (Abb. 4–18 a und b).

Offenbar gibt es eine Gruppe von Patienten, deren gingivale Gewebe übermäßig stark auf die mikrobielle Plaque reagieren, was wahrscheinlich auf vorübergehende hormonelle Veränderungen zurückzuführen ist (*Barack* et al. 1985). Solche hormonellen Veränderungen können besonders in der Pubertät, der Menopause oder auch der Menstruation auftreten. In ihren Auswirkungen auf das Parodont können sie unterschiedliche Schweregrade annehmen.

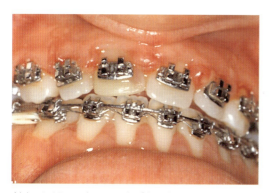 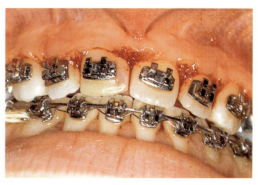

Abb. 4-18 a Intraorale Situation eines 10jährigen Mädchens mitten in der kieferorthopädischen Behandlung; Gingivahyperplasien besonders im Oberkieferfrontzahnbereich als Ausdruck mangelhafter Mundhygiene.

Abb. 4-18 b Dieselbe Patientin wie in Abbildung 4-18 a; Zustand nach Gingivektomie im Frontzahnbereich des Oberkiefers.

4.4 Zusammenfassung

Eine kieferorthopädische Behandlung allein hat selten einen karies- oder parodontalprophylaktischen Effekt. Dennoch kann sie helfen, die Mundhygiene zu vereinfachen und damit wirkungsvoller zu gestalten. Kieferorthopädische Behandlungen erfolgen entweder mit herausnehmbaren oder festsitzenden Geräten. Erstere stellen keine großen zusätzlichen Probleme für das Biotop Mundhöhle dar, wohl aber letztere. Die feste Installation von retentiven Elementen, die wenigstens für ein bis zwei Jahre im Munde verbleiben, hat zur Folge, daß kariogene Mikroorganismen sich stark vermehren können. Ebenso ist mit einer Zunahme der gramnegativen Plaqueflora zu rechnen, die eine parodontalpathologische Potenz besitzt. Die Tendenz, vermehrt Brackets statt Bänder zu verwenden, hat nur eine geringe Besserung der Probleme bewirkt. Besondere prophylaktische Maßnahmen sind daher entscheidend, um Schäden vorzubeugen, die sonst fast zwangsläufig auftreten.

5 Auf der Suche nach einem praktikablen Prophylaxekonzept

5.1 Allgemeine Gesichtspunkte

Prophylaxe im Bereich Kieferorthopädie fängt eigentlich schon mit dem rechtzeitigen Erkennen und gegebenenfalls Verhüten von Zahn- und Kieferfehlstellungen an, damit aufwendige und langandauernde kieferorthopädische Behandlungen, die mit einem erhöhten Kariesrisiko einhergehen, vermieden oder zumindest gemildert werden.

Da kieferorthopädische Anomalien meist nicht aus pathologischen Prozessen resultieren, sondern aus Störungen der normalen Entwicklung, ergeben sich die kieferorthopädischen Probleme der meisten Patienten aus dem Zusammenwirken genetischer Faktoren mit der Umwelt (*Nakata & Wei* 1988). Während der aktiven Wachstumsphase des Kindes besteht eine beträchtliche Anpassungsfähigkeit sämtlicher dentofazialer Strukturen, woraus sich die große Variabilität skelettaler und dentaler Beziehungen erklären läßt. Daher bedarf es der ständigen zahnärztlichen bzw. kieferorthopädischen Kontrolle, um zum günstigsten Zeitpunkt einzugreifen und den durchbrechenden bleibenden Zähnen optimale Bedingungen zu schaffen. Der Zahnarzt bzw. Kieferorthopäde sollte nicht nur Variablen wie Diskrepanzen zwischen Zahn- und Kiefergröße, Anomalien im Zahndurchbruch, Einfluß von Zunge, Lippen sowie Wangen und orale Habits im Auge haben, sondern vorausschauend das skelettale und dentale Verhältnis zwischen Ober- und Unterkiefer zum Ende der Wachstumsperiode beurteilen können.

Hier sind auch die Mitarbeiter des staatlichen Gesundheitsdienstes gefordert, die in viel stärkerem Maße als bisher Zahn- und Kieferfehlstellungen mit all ihren Mikrosymptomen erkennen müssen, damit zum richtigen Zeitpunkt unter optimaler Ausnutzung der physiologischen Wachstumskräfte und bei bestmöglicher Veränderung neuromuskulärer Funktionsmuster eine kieferorthopädische Behandlung eingeleitet werden kann. Dadurch könnten kieferorthopädische Maßnahmen bei Jugendlichen und Erwachsenen sicherlich einfacher und kürzer werden (*Hinz* et al. 1989) (Abb. 5–1, 5–2 a und b). Tatsächlich findet in der Bundesrepublik Deutschland eine Frühbehandlung im Milch- und Wechselgebiß praktisch nicht statt (siehe Tab. 4–2). Die Öffentlichen Gesundheitsdienste sollten alle Kinder möglichst früh erfassen und untersuchen; ferner müßten sie flächendeckende Gesundheitserziehungsprogramme anbieten.

Solche Programme in Gemeinschaftseinrichtungen wie Kindertagesstätten und Schulen gelten als effizient, weil sie ganze Gruppen mit einem Mal erfassen und infolge eines gruppendynamisch-psychologischen Multiplikators einen hohen Wirkungsgrad erzielen können. Auf dieser Ebene sollten besonders die Ernährung und die Zahnpflege gesteuert werden.

Auf der familiären Ebene hängt vieles vom individuellen Engagement, den Kenntnissen sowie der Vorbildwirkung der Eltern ab. Eltern, die die Erziehung ihrer Kinder vernachlässigen, tun dies wahrscheinlich auch bei der Erziehung zum Bewußtsein

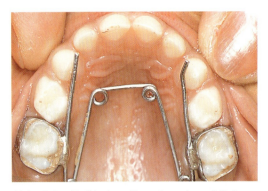

Abb. 5-1   Frühbehandlung im reinen Milchgebiß zur Beseitigung eines Kreuzbisses mittels Quadhelix.

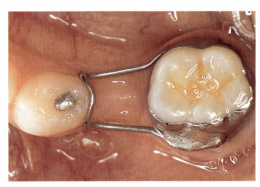

Abb. 5-2 a   Platzhalter für den extrahierten Zahn 7 5: kieferorthopädisches Band auf Zahn 3 6 mit angelötetem Bügel zur sagittalen Abstützung an Zahn 7 4.

für eine biologisch einwandfreie Mundhöhle.

Früher oder später laufen jedoch im Prinzip alle Fäden auf der ärztlichen Ebene zusammen. Hier steht nicht nur der Zahnarzt, sondern auch der Kinderarzt in der Pflicht, durch Aufklärung über Anwendung von Präventionsmaßnahmen günstige Voraussetzungen für eine umfassende Mundgesundheit zu schaffen. Wenn man davon ausgeht, daß ein durchschnittlicher Patient bestenfalls zwei- bis viermal pro Jahr zum Zahnarzt geht, so verbringt er von den 8760 Stunden eines Jahres höchstens zwei beim Zahnarzt, das heißt 8758 Stunden ist er auf sich allein gestellt. In diesen zwei Stunden muß der Zahnarzt soviel wie möglich für Motivation und Prophylaxe seiner Patienten tun; gegebenenfalls muß er sie auch öfter sehen. Starke kumulative Effekte haben hierbei natürlich gleichzeitig ablaufende Gesundheitsprogramme in den Schulen u.ä.

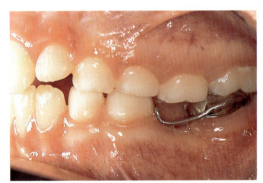

Abb. 5-2 b   Seitenansicht des Gebisses desselben Patienten wie in Abbildung 5-2 a; diese Form eines Platzhalters ist gut geeignet, die Lücke für den nachfolgenden bleibenden Zahn offenzuhalten. Die gingivanahe Lage des Abstützdrahtes hat den Vorteil, durch okklusale Krafteinwirkung nicht verbogen zu werden. Der Nachteil einer derartigen Konstruktion besteht jedoch darin, daß sich der nicht abgestützte Zahn 6 5 verlängern kann.

5.2 Bestimmung des aktuellen Kariesrisikos

Jüngere epidemiologische Untersuchungen haben gezeigt, daß die Kariesprävalenz in den industrialisierten Ländern einer zunehmenden „Polarisierung" unterliegt (*Marthaler* 1975; *Downer* 1984; *Hugoson* et al. 1988). Besonders in jenen Ländern, die aufgrund gut organisierter Prophylaxeprogramme bereits erhebliche Erfolge bei der Kariesreduktion verzeichnen konnten, ist diese Polarisierung deutlich geworden, und sie wird sich in den nächsten Jahren noch verstärken. Nach einer Studie von *Bell* (1982) entwickelten 20% der untersuchten Amerikaner 60% der diagnostizierten Karies. Ähnliche Zahlenverhältnisse wurden auch in Deutschland ermittelt (*Dünninger & Naujoks* 1986; IDZ 1991). Bei der bevölkerungsrepräsentativen Stichprobe des IDZ hatten in der Altersgruppe 13 bis 14 23% der Probanden 66% aller kariösen Läsionen; in der Altersgruppe 8 bis 9 war die Relation noch krasser: 23% aller Probanden hatten 82% aller Läsionen.

Marthaler forderte daher bereits 1975 ein selektives Intensivprophylaxeprogramm (SIP) für besonders kariesgefährdete Kinder. Der Erkenntnis einer ungleichmäßigen Kariesverteilung muß natürlich in der Praxis Rechnung getragen werden. Auch in einer Untersuchung von *Øgaard* (1989 a), der kieferorthopädisch behandelte Patienten mit unbehandelten Probanden verglich, zeigte sich, daß gefüllte Zahnflächen in den beiden Probandengruppen ungleich verteilt waren; das heißt, die meisten Füllungen traten bei nur wenigen Individuen auf. Zudem waren diese Füllungen oft auf Zahnflächen lokalisiert, die nicht zu den typischen Kariesprädilektionsstellen gehören, so beispielsweise auf den Approximalflächen der Frontzähne sowie den Bukkalflächen der Seitenzähne. Aufgrund der geschilderten Tatsachen fordert auch *Øgaard*, Patienten mit einem hohen Kariesrisiko zu identifizieren, um deren Kariesinzidenz während einer kieferorthopädischen Behandlung unter Kontrolle zu halten.

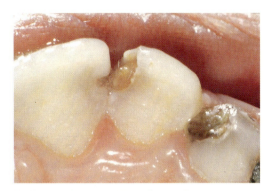

Abb. 5-3 Eine weiche, floride Karies (Caries alba) wie hier läßt auf ein hohes Kariesrisiko schließen. Die Lokalisation im Frontzahnbereich stellt einen zusätzlichen Indikator für eine starke Kariesanfälligkeit dar.

Vor allem erfahrene Praktiker behaupten in diesem Zusammenhang immer wieder, sie könnten durch eine Inspektion der Zähne genau abschätzen, ob ein Patient besonders kariesgefährdet sei oder nicht. Tatsächlich zeigte sich in einer Longitudinalstudie, daß zumindest über einen kurzen Zeitraum die subjektive Bewertung der Karies (akute/chronische Form) durch einen erfahrenen Zahnarzt einen zuverlässigen Indikator für die Kariesprognose darstellt (*Heintze* et al. 1991) (Abb. 5–3). Nachteil dieses Verfahrens ist jedoch, daß ein System bewertet wird, in dem bereits Karies aufgetreten ist. Viel entscheidender ist aber, das Kariesrisiko zu erkennen, noch ehe sich Läsionen manifestiert haben.

So wurden in der Vergangenheit verschiedene Testverfahren entwickelt, mit denen man angeblich besonders kariesgefährdete Kinder „herausfiltern" kann. Solche Tests beruhen vorwiegend auf der quantitativen Bestimmung der kariogenen Mundflora sowie auf der Beurteilung von Qualität und Quantität des Speichels.

5.2.1 Mutans Streptokokken-Bestimmung

Trotz zahlreicher Berichte über positive Korrelationen bezüglich des Karieszuwachses hat sich die Vorhersagekraft von Mutans Streptokokken-Keimzahlbestimmungen gegenüber der Einschätzung aus dem Kariesbefall der Vergangenheit (Karieserfahrung) nicht als signifikant besser erwiesen (Übersicht bei *Pienihäkkinen* et al. 1987; *Krasse* 1988). In einer sechzehnmonatigen Longitudinalstudie an 9- bis 10jährigen Berliner Schülern zeigte sich die Mutans Streptokokken-Bestimmung im multifaktoriellen Modell als relativ unbedeutend hinsichtlich der Erklärung der Kariesinzidenz (*Heintze* et al. 1991). Auch wenn ein solcher Test relativ gut geeignet ist, Patienten mit niedrigem Kariesinkrement zu identifizieren, kann er als alleiniger Test nicht als aussagekräftig genug für eine individuelle Karieseprognose angesehen werden (*Seppä & Hausen* 1988 b; *Loesche* 1989). Obgleich also S. mutans als der kariesinduzierende Keim an sich gilt, hat seine quantitative Bestimmung nur einen relativ geringen Voraussagewert; allerdings scheint seine Bedeutung bis zum 5./6. Lebensjahr größer zu sein (*Alaluusua* et al. 1987) als mit zunehmendem Alter (*Pienihäkkinen* 1990). Die relativ geringe prognostische Treffsicherheit ist wahrscheinlich darauf zurückzuführen, daß mit der quantitativen Bestimmung von Mutans Streptokokken nicht die besonders virulenten Untergruppen identifiziert werden können, die sich im ersten Lebensjahr allmählich im Mundhöhlenbiotop vermehren und unter bestimmten Milieubedingungen eine für sie günstige ökologische Nische besetzen.

Trotz der nicht eindeutigen Korrelation auf individueller Basis kann der Mutans Streptokokken-Test dennoch wertvolle Hinweise über ein etwaiges Kariesrisiko liefern, besonders wenn er bereits bei Kleinkindern angewendet wird. In jüngster Zeit ist ein einfaches Testverfahren entwickelt worden, um auch im Praxisalltag Mutans Streptokokken bestimmen zu können (*Jensen & Bratthall* 1989). Die unter dem Markennamen Dentocult® SM Strip mutans laufende Testmethode ist eine Weiterführung der „Holzspatelmethode" nach *Köhler & Bratthall* (1979) und beruht auf der Tatsache, daß sich Mutans Streptokokken nicht nur auf Zahnoberflächen anheften, sondern auch auf Holzspateln, Plastikstäbchen oder herausnehmbaren Apparaten (Abb. 5–4). Diese Testmethode soll im folgenden kurz beschrieben werden (Abb. 5–5 a bis g).

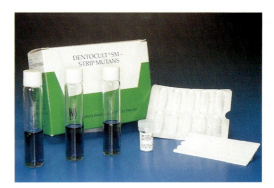

Abb. 5-4 Dentocult® SM Strip mutans-Test zur quantitativen Bestimmung von Mutans Streptokokken: Röhrchen mit Flüssigmedium, Bacitracintabletten, Paraffinstücke und Plastikstäbchen.

Durch das Kauen von Paraffinwachs wird der Speichelfluß stimuliert, und gleichzeitig werden Mutans Streptokokken aus ihren ökologischen Nischen auf den Zahnoberflächen in den Speichel gespült. Ein Plastikspatel wird mit Speichel benetzt, indem er einige Male unter der Zunge des Patienten gewendet wird. Um überschüssigen Speichel abzustreifen, wird der Spatel anschließend bei geschlossenen Lippen aus dem Mund herausgezogen und sodann in ein Glasröhrchen mit Flüssigmedium gegeben, dem zirka 20 Minuten zuvor eine Bacitracintablette zugesetzt wurde. Dieses Bacitracin verhindert selektiv das Wachstum aller Bakterien mit Ausnahme von Mutans Streptokokken. Anschließend wird das Röhrchen

Bestimmung des aktuellen Kariesrisikos

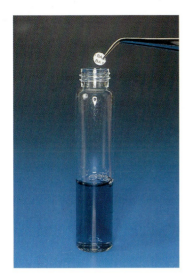

Abb. 5-5 a   Etwa 20 Minuten bevor der Dentocult®-Test durchgeführt wird, setzt man dem Flüssigmedium eine Bacitracintablette zu.

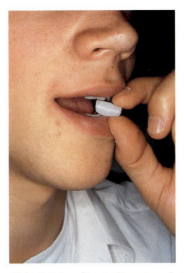

Abb. 5-5 b   Durch Kauen auf einem Paraffinstück wird der Speichelfluß des Patienten stimuliert, so daß Mutans Streptokokken von den Zahnflächen „heruntergespült" werden.

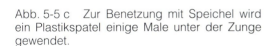

Abb. 5-5 c   Zur Benetzung mit Speichel wird ein Plastikspatel einige Male unter der Zunge gewendet.

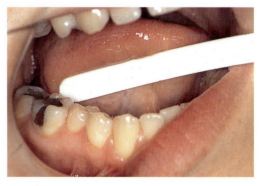

Abb. 5-5 d   Überflüssiger Speichel wird durch das Herausziehen des Spatels bei leicht geschlossenen Lippen abgestreift.

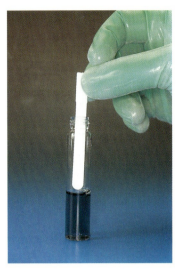

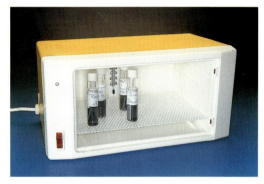

Abb. 5-5 f Das mit dem Plastikspatel beschickte Flüssigmedium wird in einem Brutschrank bei 37°C inkubiert.

Abb. 5-5 e Der mit Speichel benetzte Plastikspatel wird in das vorbereitete Flüssigmedium gegeben.

mit dem Plastikspatel für zwei Tage in einem Brutschrank bei 37°C inkubiert; die Bestimmung der in dieser Zeit gewachsenen Bakterienkolonien erfolgt in Relation zu einem Vergleichsmuster (model chart), das Teil der Gebrauchsanleitung ist. Dabei kommt es nicht auf die Größe der Kolonien an, sondern auf deren Dichte. Als Schwellenwert wird ein Wert von über 250 000 koloniebildenden Einheiten (KBE) Mutans Streptokokken pro ml Speichel angegeben; Werte über 1 000 000 sind auf alle Fälle mit einem ausgesprochen hohen Kariesrisiko korreliert (*Zickert* et al. 1982).

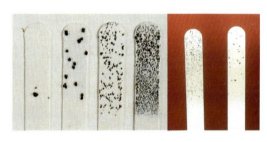

Abb. 5-5 g Nach einer Inkubationszeit von zwei Tagen wird die Dichte der Mutans Streptokokken-Kolonien auf dem Plastikspatel mit einem Vergleichsmuster (model chart) verglichen: (von links nach rechts) Klasse 0 = 0 bis 10^3, Klasse 1 = 10^3 bis 10^5, Klasse 2 = 10^5 bis 10^6, Klasse 3 = $>10^6$ KBE/ml Speichel.
Die beiden Fallbeispiele (auf rotem Hintergrund) weisen links eine Klasse 2 (10^5 bis 10^6 KBE/ml Speichel) und rechts eine Klasse 1 (10^3 bis 10^5 KBE/ml Speichel) auf.

5.2.2 Laktobazillen-Bestimmung

Neben S. mutans gelten – wie bereits ausführlich geschildert – Laktobazillen als Keime, die eng mit dem kariösen Geschehen verbunden sind. Sie spielen vermutlich keine direkte Rolle bei der Entstehung der Karies, sondern benutzen eher als Schmarotzer bestehende Läsionen zur Keimbesiedlung.
Hohe Laktobazillenwerte sind Ausdruck eines reichlichen und häufigen Kohlenhydratkonsums (speziell Disaccharide) und damit indirekt als Indikator für ein hohes Kariesrisiko. Die Bestimmung der Laktobazillenzahl ist der älteste und bekannteste Kariesaktivitätstest (Übersicht bei *Socransky* 1968). Bereits Mitte der siebziger Jahre wurde die Bestimmung von Laktobazillen im Speichel mittels eines einfachen Dipslide-Tests (Dentocult® LB) auch in der Zahnarztpraxis möglich (*Larmas* 1975) (Abb. 5–6 und 5–7 a bis d). Wie beim Mutans Streptokokken-Test kaut der Patient auf einem Paraffinstück. Nach

Bestimmung des aktuellen Kariesrisikos

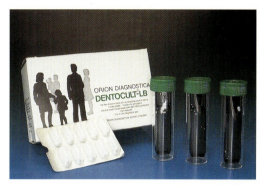

Abb. 5-6 Dentocult® LB-Test zur quantitativen Bestimmung von Laktobazillen: Paraffinstücke, Agarträger in Teströhrchen.

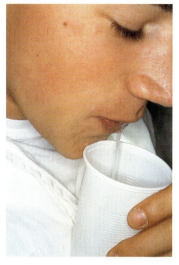

Abb. 5-7 a Der Patient kaut zunächst für eine Minute auf einem Paraffinstück, dann gibt er kontinuierlich Speichel in einen Becher ab.

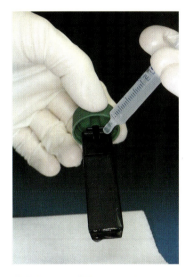

Abb. 5-7 b Mit einer Einmalspritze wird der gewonnene Speichel aus dem Becher aufgezogen und über den aus dem Teströhrchen gezogenen Agarträger geträufelt.

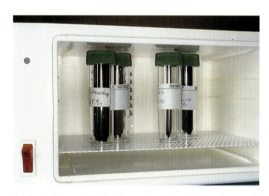

Abb. 5-7 c Inkubation der Plastikröhrchen mit dem speichelbenetzten Agarträger für 4 Tage bei 37°C.

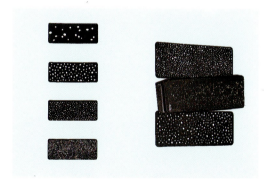

Abb. 5-7 d Die Dichte der Laktobazillenkolonien wird mit einem Vergleichsmuster (model chart) verglichen: (links von oben nach unten) Klasse 1 = 10^3, Klasse 2 = 10^4, Klasse 3 = 10^5, Klasse 4 = 10^6 KBE/ml Speichel. Ein Testbefund (rechts) zwischen die beiden in Frage kommenden Vergleichsmuster gelegt (darüber und darunter), weist eine Klasse 3 (10^5 KBE Laktobazillen/ml Speichel) auf.

einer Minute weist man den Patienten an, den bis dahin gewonnenen Speichel hinunterzuschlucken und kontinuierlich unter weiterem Kauen auf dem Paraffinwachs Speichel in einen Becher abzugeben. Um beide Seiten des Agarträgers ausreichend zu benetzen, ist ungefähr eine Menge von 1 ml Speichel erforderlich; je nach Speichelfließrate des Patienten dauert dies 1 bis 3 Minuten. Der Agarträger (dip-slide) ist beidseitig mit Rogosa SL-Agar beschichtet. Dieser Agar fördert selektiv das Wachstum der säurebildenden und säureresistenten Laktobazillen, insbesondere L. casei und L. fermentum. Die Entwicklung der meisten anderen Speichelkeime wird unterbunden. Bei der Beschickung des Agars mit Speichel, was am besten mit einer Einmalspritze geschieht, muß darauf geachtet werden, daß beide Agarhälften vollständig mit Speichel befeuchtet werden. Dies ist unter Licht zu kontrollieren. Der gesamte Agar muß glänzen, denn nur so hat man die Gewähr, daß auf dem gesamten Agarträger Laktobazillen wachsen können, was für die Auszählung und den Vergleich mit dem Vergleichsmuster wichtig ist. Überschüssigen Speichel läßt man auf eine Serviette abtropfen. Sodann wird der Agarträger in das Röhrchen zurückgesteckt, fest verschraubt und für 4 Tage in einem Brutschrank bei 37°C inkubiert.

Die Auswertung erfolgt ähnlich wie beim Mutans Streptokokken-Test durch Vergleich mit einem Vergleichsmuster. Entscheidend für die Beurteilung ist der gesamte Bewuchs des Agars. Laktobazillen bilden weiße oder transparente, scharf abgegrenzte Kolonien in unterschiedlicher Größe – je nach Dichte. In seltenen Fällen können auch Hefepilze wie etwa Candida auf dem Agar wachsen. Diese sind aber einerseits an dem fehlenden Milchsäuregeruch beim Öffnen des Röhrchens zu erkennen, andererseits an ihrer Morphologie: Sie bilden diffuse, platte, nicht scharf abgegrenzte Kolonien. Wie beim Mutans-Streptokokken-Test ist nicht die Größe der Kolonien wichtig, die variieren kann, sondern deren Dichte. Werte von über 100 000 koloniebildenden Einheiten Laktobazillen pro Milliliter Speichel (Abb. 5–7 d) sprechen für ein hohes Kariesrisiko (*Crossner* 1981). Ist die Kolonienbildung auf beiden Seiten des Agarträgers unterschiedlich, so wird jene Seite mit der größeren Koloniendichte zur Beurteilung herangezogen. In einer Studie, bei der zehn Zahnärzte unabhängig voneinander photographierte Agarträger mit dem Vergleichsmuster verglichen, ergab sich eine Übereinstimmung von fast 80%, welche sich durch Zusammenfassen einzelner Klassen (z.B. 1–2/3–4) noch weiter erhöhte (*Heintze* & *Roulet* 1992).

Die Bedeutung dieses Tests ergibt sich daraus, daß auf Gruppenebene die festgestellte Laktobazillenzahl relativ genau mit der Kariesgefährdung korreliert (*Rytömaa* & *Tuompo* 1978; *Klock* & *Krasse* 1979; *Crossner* 1981). In der bereits zitierten Studie von *Heintze* et al. (1991) war im multifaktoriellen Modell von allen Speicheltests die Bestimmung der Laktobazillen der beste Indikator für ein hohes Kariesrisiko. Schließlich ist dieser Test auch sehr gut zur Kontrolle der Ernährungsgewohnheiten eines Probanden einzusetzen (*Crossner* 1981; *Wikner* 1986).

Sowohl die Laktobazillen-Agarträger als auch die Mutans Streptokokken-Plastikstäbchen sind nach Gebrauch mehrere Monate konservierbar. Damit ergibt sich die Möglichkeit, nachfolgende Testergebnisse mit vorherigen zu vergleichen. Für die Motivation eines Patienten kann dies sehr sinnvoll sein.

5.2.3 Andere Prädiktoren

Praktisch keinen Nutzen hat die Bestimmung der Pufferkapazität des Speichels sowie der Speichelfließrate (*Heintze* et al. 1991). Zwar kann mit dem Dentobuff® strip-Test die Pufferkapazität einfach bestimmt werden (Abb. 5–8), doch dient das Testergebnis lediglich dazu, das Bild der Kariesrisikoprognose abzurunden. Die Speichelfließrate ist z.T. großen individuellen Schwankungen unterworfen, so daß

deren Bestimmung keine zuverlässige Information über das Kariesrisiko liefert.
Neben den mikrobiologischen Tests sind jedoch noch andere Kariesrisikoindikatoren von Bedeutung. So haben beispielsweise die Quantität von Initialläsionen (*Klock & Krasse* 1979; *Seppä & Hausen* 1988 a) sowie die Plaquebildungsrate (PFRI = Plaque Formation Rate Index) (*Axelsson* 1988) einen bemerkenswert hohen kariesprädiktiven Wert. Der PFRI stellt einen Index dar, der die Geschwindigkeit mißt, mit der neue Plaque entsteht. Dabei wird 24 Stunden nach einer professionellen Zahnreinigung die Plaquebildung mit Hilfe einer fünfgradigen Skala bewertet. In diesem 24-Stunden-Intervall wird der Patient angewiesen, sich seine Zähne nicht zu putzen. In der fünfgradigen Skala (Tab. 5–1) wird der Prozentsatz der Zahnflächen mit Plaque nach folgender Formel berechnet:

$$\frac{\text{Gesamtzahl der Flächen mit Plaque} \times 100}{\text{Anzahl der Zähne} \times 6},$$

da an jedem Zahn sechs Meßstellen definiert sind.

PFRI	Zahnflächen mit Plaque in %	Charakterisierung
I	1–10	sehr gering
II	11–20	gering
III	21–30	mittel
IV	31–40	hoch
V	>40	sehr hoch

Tab. 5–1 Die fünf Klassen der Plaquebildungsrate (Plaque Formation Rate Index = PFRI) in Abhängigkeit von dem prozentualen Plaquebefall der Zahnflächen (nach *Axelsson* 1988).

Die Plaquebildungsrate versucht, verschiedene Einflußfaktoren auf die Plaquebildung (Speichelfließrate, Speichelglykoproteine, Qualität und Quantität der Mikroflora, vergärbare Kohlenhydrate etc.) zusammenfassend zu bewerten, wobei natürlich eine ins einzelne gehende Differenzierung nicht möglich ist. In Longitudinalstudien zeigte sich die hohe kariesprädiktive Kraft dieses Indexes, die durch die

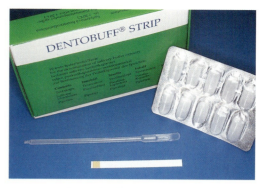

Abb. 5-8 Dentobuff® Strip zur Bestimmung der Pufferkapazität des Speichels. Paraffinstücke, Pipette und Teststreifen.

Kombination mit einer Mutans Streptokokken-Bestimmung noch gesteigert werden kann (*Axelsson* 1988). Vor allem ein PFRI ≥ III ist mit einer hohen Kariesprävalenz kombiniert (*Axelsson* 1990). Dennoch muß angemerkt werden, daß die Erhebung dieses Indexes einen relativ hohen Aufwand erfordert, denn der betreffende Patient muß an zwei aufeinanderfolgenden Tagen einbestellt werden.
Ein verantwortungsbewußter Zahnarzt kann sich nicht allein auf irgendeinen der beschriebenen Tests verlassen, sondern er muß möglichst viele Faktoren in seine Überlegungen zur Abschätzung des Kariesrisikos einfließen lassen.
Ebenso ist es sinnvoll, in bestimmten Intervallen das Kariesrisiko erneut zu bewerten. Damit kann ein Zahnarzt das Bild über seinen Patienten, das er aus Momentaufnahmen zusammensetzt, vervollständigen und somit dem aktuellen, sich vielleicht auch verändernden Kariesrisiko näherkommen.
Eine Überprüfung von individuellen Intensivprophylaxemaßnahmen sollte in ihrer Wirkung auch an Hand von Tests verifiziert werden.
Grundsätzlich ist bei allen Überlegungen zur Einschätzung des Kariesrisikos zu berücksichtigen, wie hoch die Kariesprävalenz in der jeweiligen untersuchten Population ist. So ist es nach *Klock* et al.

5.3 Maßnahmen zur Reduktion kariogener Keime

5.3.1 Mundhygiene

Daß die häusliche Zahnpflege wichtig ist, ist im Grunde eine banale Feststellung. Ferner wurde ja bereits konstatiert, daß jede Putzmethode adäquat ist, solange sie die mikrobielle Plaque entfernt. Eine weitere Grundwahrheit ist, daß Patienten und Eltern regelmäßig zu instruieren und zu motivieren sind. Einsichtig ist ebenso, daß die Seitenzähne (im Unterkiefer besonders lingual und im Oberkiefer bukkal) permanente Problemzonen sind. Oberstes Ziel aller Bemühungen in diesem Zusammenhang ist, daß der Patient Sensibilität für die Sauberkeit seiner Zähne entwickelt, das heißt, daß er zum Beispiel mit der Zunge Beläge „ertasten" kann. Selbstverständlich sollten Kinder so früh wie möglich selbst ihre Zähne putzen lernen, aber unabhängig davon müssen die Eltern den Putzerfolg permanent überprüfen und „nachputzen".

Zur Kontrolle des Putzerfolges ist das Anfärben der Plaque sehr sinnvoll. Dazu ist – selbst unter häuslichen Bedingungen – eine Lösung aus dem Lebensmittelfarbstoff Erythrosin B (5%ig) und dem Geschmackszusatz Anis sehr geeignet (Abb. 5–10). Eine solche Lösung kann man sich preisgünstig von einer Apotheke herstellen lassen, und zwar sowohl für die Praxis als auch für den häuslichen Bedarf. Erythrosin färbt vorwiegend „frische" Plaque an; „ältere" Plaque wird dagegen zum Beispiel von fluoresceinhaltigen Färbemitteln angezeigt, was jedoch eine spezielle Lichtquelle voraussetzt (*Van de Rijke* 1991). Es gibt aber auch ein Plaquefärbemittel, das gleichzeitig frische und alte Plaque unterscheidet (2-Tone®; Abb. 5–11). Neben Erythrosin ist darin Brillantblau enthalten, welches alte Plaque blau färbt. Natürlich ist Plaque, die 3 Tage oder älter ist, in ihrer kariogenen Potenz schädlicher als eine 1 bis 2 Tage alte Plaque. Doch muß der Patient angeleitet werden, Plaque generell zu entfernen. Als Motiva-

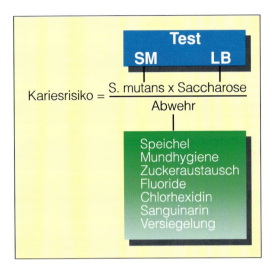

Abb. 5-9 Kariesrisiko-Formel; SM = S. mutans, LB = Laktobazillen (nach *Suhonen & Tenovuo* 1989).

(1989) viel schwieriger, in einer Gemeinschaft, in der wenig Karies vorkommt, Probanden mit einem hohen Kariesrisiko zu identifizieren.

Auf individueller Ebene hängen sowohl im präventiven als auch im kurativen Bereich Erfolg und Mißerfolg zahnärztlichen Bemühens von einer zuverlässigen Einschätzung des aktuellen Kariesrisikos ab. In Abbildung 5–9 wurde versucht, das individuelle Kariesrisiko mittels einer Formel darzustellen. Das Kariesrisiko ist demnach am höchsten, wenn ein Individuum viel Saccharose zu sich nimmt, S. mutans in seiner Mundhöhle eine günstige ökologische Nische findet und mögliche Abwehrfaktoren nicht wirken oder nicht vorhanden sind. Ist die Saccharoseaufnahme jedoch gering und die Abwehr stark, so kann trotz hoher S. mutans-Zahl das Kariesrisiko gering sein.

Maßnahmen zur Reduktion kariogener Keime

Abb. 5-10 Anfärben der Plaque mit 5%iger Erythrosin B-Lösung.

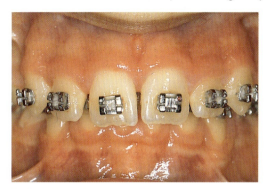

Abb. 5-10 a Intraorale Frontalansicht vor dem Anfärben; die Plaque ist kaum sichtbar.

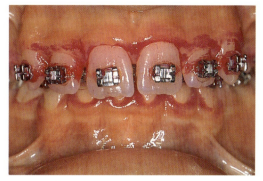

Abb. 5-10 b Dieselbe Patientin wie in Abbildung 5-10a, Zustand nach Anfärben der Plaque: Besonders in den Approximalräumen sowie auf den im „Schatten" des – hier bereits herausgenommenen – Multibandbogens liegenden Zahnflächen sind nun die vorhandenen Zahnbeläge gut zu erkennen. Allerdings motiviert ein derartiges Vorgehen einen Patienten nur wenig; eine viel bessere Überzeugungswirkung wird erzielt, wenn man so vorgeht, wie es Abbildung 5-12 zeigt.

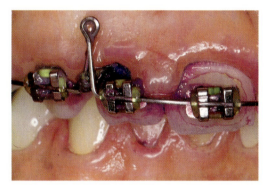

Abb. 5-11 Anfärben der Plaque mit 2-Tone®. Alte Plaque ist dunkelblau angefärbt (vor allem gingival) während neue eher rot erscheint.

tionshilfe sowie zum besseren Verständnis des Zusammenhangs zwischen Mundhygiene und Plaquebildung empfiehlt es sich, vor dem Anfärben am besten einen Frontzahn professionell zu reinigen. Nach dem Auftragen der Erythrosin-Lösung auf sämtliche Zähne bleibt dann nur dieser gereinigte Zahn vom Anfärben verschont (Abb. 5–12).

5.3.1.1 Mundhygiene-Indizes

Um Informationen über die gegenwärtige Güte der Mundhygiene und über den Zahnfleischzustand eines Patienten zu erhalten, empfiehlt es sich, einen Plaque- und/oder einen Gingiva-Index zu erheben. Dies wird ohnehin bei der Durchführung und Abrechnung der Individualprophylaxe vorgeschrieben. Als Plaque-Index eignet sich der **H**ygiene-**I**ndex (HI) nach *O'Leary* (1972), als Gingiva-Index der **G**ingiva-**B**lutungs-**I**ndex (GBI) nach *Ainamo* (*Ainamo & Bay* 1975); beide Indizes sind schnell durchgeführt und verlangen nur eine

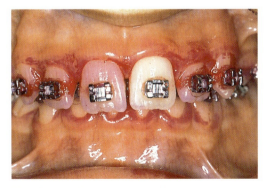

Abb. 5-12 Die professionelle Reinigung eines Zahnes (in gezeigtem Beispiel Zahn 2 1) vor dem Auftragen der Erythrosin-Lösung kann eine Motivationshilfe darstellen.

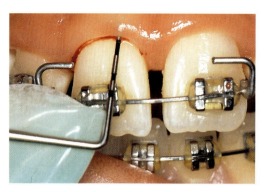

Abb. 5-13 „Auswischen" eines Sulkus mit einer stumpfen Parodontalsonde zur Erhebung des Gingiva-Blutungs-Indexes.

Ja/nein-Entscheidung. Zweckmäßigerweise wird vor dem Anfärben der Zähne zunächst der Gingiva-Blutungs-Index erhoben.

1. Gingiva-Blutungs-Index nach *Ainamo* (Abb. 5–13 und 5–14)

Um diesen Index zu erheben, wird mit einer stumpfen Parodontalsonde der Sulkus fazial wie oral vorsichtig „ausgewischt" (Abb. 5–13). Sinnvollerweise sollte man sich dabei eine gewisse Systematik aneignen, also beispielsweise quadrantenweise vorgehen. Das heißt, man beginnt zunächst fazial von distal nach mesial voranschreitend, um sodann das Sondieren oral von distal nach mesial fortzusetzen. Jeder Zahn besitzt dabei vier Meßstellen: fazial – oral – mesioapproximal – distoapproximal. In einem vorbereiteten Formular wird eine beobachtete bzw. eine ausbleibende Blutung nach einer Ja/nein-Entscheidung notiert. Anhand eines Quotienten kann der Prozentanteil der Gingivitis eines Gebisses berechnet werden. Abbildung 5–14 gibt dafür ein Beispiel mit der dazugehörigen Berechnung des Prozentanteils.

2. Plaque- oder Hygiene-Index nach *O'Leary* (Abb. 5–15)

Um diesen Index zu messen, müssen alle Zähne mit einem flüssigen Plaquefärbemittel (z.B. in der Apotheke hergestellte Erythrosin-Lösung , siehe oben) angefärbt werden. Am besten trägt man die Färbelösung mit einem Wattestäbchen oder mit einem Wattebausch auf. Danach läßt man den Patienten ausspülen, damit nur die an den Zahnoberflächen haftende gefärbte Plaque sichtbar wird. Anschließend wird der Plaquebefall mit einer Ja/nein-Entscheidung registriert. Auch hier sollte man sich die gleiche Systematik wie beim Gingiva-Blutungs-Index angewöhnen. Die Meßstellen sind im übrigen dieselben wie beim Gingiva-Blutungs-Index: fazial – oral – mesioapproximal – distoapproximal. Anhand eines Quotienten kann so der Prozentanteil des Plaquebefalls eines Gebisses berechnet werden. In Abbildung 5–15 ist auch für den Plaque-Index ein Beispiel zu finden.

Andere Indizes wie etwa der **A**pproximalraum-**P**laque-**I**ndex (API) nach *Lange,* der **Q**uigley-**H**ein-**I**ndex (QHI), der **P**laque-**I**ndex (PI) nach *Silness & Löe,* der **O**ral-**H**ygiene-**I**ndex (OHI), der **P**apillen-**B**lutungs-**I**ndex (PBI) nach *Saxer & Mühlemann* oder der **S**ulkus-**B**lutungs-**I**ndex (SBI) können natürlich auch verwendet werden. Doch sind sie im allgemeinen problematischer, da sie entweder für eine individuelle Untersuchung zu unscharf erscheinen oder durch Einteilung nach Schweregraden eine Befunderhebung erschweren; gleichzeitig bergen sie dadurch die Gefahr subjektiver Unter- oder Überschätzungen in sich, insbesondere wenn verschiedene Beurteiler den Befund aufnehmen. Darüber hinaus soll der Leser hier nicht durch zu viele Indizes verwirrt oder gar entmutigt werden. Deshalb wurden ausführlicher nur die beiden Indizes beschrieben, die sich in jeder Praxis ohne Schwierigkeiten verwirklichen lassen.

Wer jedoch weitergehende Unterrichtung über oben erwähnte Indizes und ihre Durchführung wünscht, dem sei das Buch

Maßnahmen zur Reduktion kariogener Keime

$$\frac{\text{Anzahl blutender Meßstellen}}{\text{Anzahl aller Meßstellen}} \times 100 = ...\% \text{ Gingivitis}$$

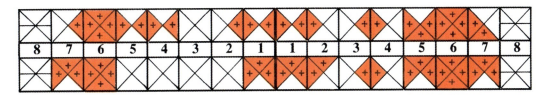

$$\frac{53}{112} \times 100 = 47 \% \text{ Gingivitis}$$

Abb. 5-14 Beispiel für den Gingiva-Blutungs-Index nach *Ainamo*. Der Sulkus jedes Zahnes wird mit einer Parodontalsonde „ausgewischt", wobei es vier Meßstellen gibt: fazial – oral – mesioapproximal – distoapproximal. Danach wird pro Meßstelle notiert, ob eine Blutung vorhanden ist oder nicht.

$$\frac{\text{Anzahl plaquebefallener Meßstellen}}{\text{Anzahl aller Meßstellen}} \times 100 = ...\% \text{ Plaquebefall}$$

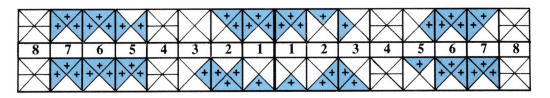

$$\frac{49}{96} \times 100 = 51 \% \text{ Plaquebefall}$$

Abb. 5-15 Beispiel für den Hygiene- oder Plaque-Index nach *O'Leary*. Alle Zahnflächen werden mit einer Färbelösung angefärbt, wobei es vier Meßstellen gibt: fazial – oral – mesioapproximal – distoapproximal. Danach wird pro Meßstelle notiert, ob Plaque vorhanden ist oder nicht. Man beachte, daß im vorliegenden Beispiel alle 1. Prämolaren extrahiert wurden, wodurch sich die Anzahl der Meßstellen verringert.

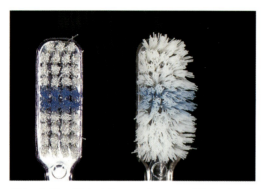

Abb. 5-16 Zahnbürste, die angeblich durch Entfärben des blauen Mittelfeldes anzeigt, wann sie ersetzt werden muß (Oral B® Indicator™). Die Zahnbürste auf der rechte Seite wurde sechs Wochen lang zweimal täglich benutzt, ehe sich die beiden mittleren Borstenreihen zu entfärben begannen. Zwei Wochen zuvor aber hatten sich bereits die äußeren Borsten umgebogen, so daß diese Zahnbürste seitdem nicht mehr voll wirksam war.

„Individual-Prophylaxe, ein Praxis-Leitfaden für die Zahnarzthelferin" von R. Hinz & M. Breuckmann (1991), empfohlen.

5.3.1.2 Hilfsmittel und Techniken zur manuellen Zahnreinigung

Die zu verwendende Zahnbürste sollte einen kurzen Kopf haben, um sämtliche Zahnregionen gut zu erreichen. Weitere Kennzeichen einer empfehlenswerten Zahnbürste sind: ein gerades Borstenfeld, abgerundete Multituft-Kunststoffborsten sowie für (kleinere) Kinder ein großer Griff. Wenn sich die ersten Borsten umbiegen, sollte eine Zahnbürste erneuert werden; dies kann bereits nach 4 bis 8 Wochen der Fall sein. Seit kurzem ist auch eine Zahnbürste im Handel, die farblich anzeigt, wann sie ersetzt werden sollte (Oral B® Indicator™). Die beiden mittleren blauen Borstenreihen sind mit einem Lebensmittelfarbstoff behandelt, der sich nach einer gewissen Zeit durch die Abrasivität der verwendeten Zahnpaste entfärbt. Doch ist es auch bei dieser Zahnbürste so, daß sich häufig schon vor dem Entfärben der Borstenreihen die äußeren Borsten umgebogen haben, so daß der vermeintliche Vorteil dieser Zahnbürste fraglich ist (Abb. 5–16).

Einmaliges optimales Zähneputzen pro Tag wäre zur Kariesprotektion ausreichend, zur Verhinderung von Gingivitis würde sogar ein Intervall von zwei Tagen genügen (Lang et al. 1973). Jedoch ist zur Unterstützung von Remineralisationsprozessen die zwei- bis dreimalige tägliche Zufuhr von Fluoriden sinnvoll, so daß die Forderung „Zahnreinigung nach jeder Hauptmahlzeit" – unter der Prämisse, daß die benutzte Zahnpaste Fluoride enthält – nach wie vor berechtigt ist.

Einen Hinweis für die Notwendigkeit häufigeren Zähneputzens stellt der PFRI dar. Patienten, die einen PFRI ≥III haben und außerdem noch sehr viel S. mutans im Speichel, sollten dazu angehalten werden, sich mindestens zweimal am Tage (morgens und abends) die Zähne zu putzen, am besten vor den Mahlzeiten, da eine vorhergehende effektive Plaquebeseitigung einen pH-Abfall auch bei saccharosehaltiger Nahrungsaufnahme praktisch unmöglich macht (Axelsson 1990). Nach Axelsson (1990) sollten die Mundhygienemaßnahmen bedarfsorientiert überprüft werden. Demnach sei die Reinigung der palatinalen Flächen praktisch unnötig, da hier eine extrem geringe Plaquebildungsrate vorliegt. Dies wird darauf zurückgeführt, daß die rauhe Zunge ständig reinigend über diese Flächen streicht. Besonders müsse man sich auf die linguoapproximalen Flächen der Unterkiefermolaren sowie die bukkoapproximalen der Molaren im Oberkiefer konzentrieren, da diese eine sehr hohe Tendenz der Plaqueneubildung besitzen. Diese Ergebnisse werden auch in der täglichen Praxis bei der Evaluation der Plaque bestätigt. Kritisch ist es aber, den Patienten Empfehlungen zu geben, welche Zahnflächen sie vernachlässigen können. Richtig ist es, sie darauf hinzuweisen, auf welche Zahnflächen sie sich besonders konzentrieren müssen. In diesem Sinne müssen bei Patienten mit festsitzenden Geräten besonders die Zahnflächen mit plaqueretentiven Elementen gereinigt werden. Dasselbe gilt auch für die Lingualtechnik, da beispielsweise bei palatinal befestigten Brackets die reinigende Wirkung der Zunge wegfällt; sie erreicht diese Zahnflächen dann ja nicht mehr.

Zur Reinigung der Approximalräume ist die kontrollierte Verwendung von Zahnseide unerläßlich. Im Grunde sollte diese Maßnahme schon im Milchgebiß von den Eltern angewandt werden. Dabei ist – wie oben bereits erwähnt – gewachste Zahnseide der ungewachsten vorzuziehen, da sie, nachdem der Kontaktpunkt überwunden ist, das Zahnfleisch in geringerem Maße traumatisiert. Ein Zahnseidehalter ist bei dieser Prozedur hilfreich. Nach Reinigung jedes Approximalraumes sollte möglichst ein neues Stückchen Zahnseide verwendet werden, damit keine Keime verschleppt werden (*Svanberg & Loesche* 1978). Doch sollte man diese Empfehlung nicht überbewerten. Das Einführen von Zahnseide in den Approximalraum stellt für kariogene Keime (S. mutans) ohnehin eine "ökologische Katastrophe" dar, da die Organisationsstruktur der Plaque zerstört wird; die Anzahl der S. mutans-Keime wird nur unwesentlich reduziert (*Chaet & Wei* 1977). Die gelegentliche Säuberung der Approximalflächen mit Zahnseide hat überhaupt keinen Effekt auf die Zahl von S. mutans in der Plaque (*Frandsen* 1986).

Natürlich muß sich gerade bei der Multibandtherapie ein Patient sehr sorgfältig um seine Zähne bemühen, da die Zahnreinigung erschwert ist. Während bei bebänderten Zähnen die zervikalen Flächen den Problembereich darstellen, sind es bei Zähnen mit Brackets die Flächen mesial und distal der Klebebasen, da sie im "Schatten" des Bogens liegen, das heißt für die Borsten der Zahnbürsten schwerer zugänglich sind; intensive Plaquebildung und nachfolgende Demineralisationen dieser Bereiche können die Folge sein (Abb. 5–17). Die Zahnbürstenhersteller

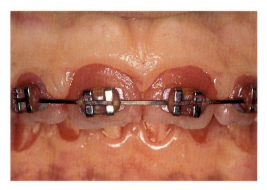

Abb. 5-17 Die zervikalen Zahnflächen und die, die im "Schatten" des Multibandbogens liegen, sind der Zahnreinigung schwer zugänglich; sie sind deshalb einer starken Plaquebildung (mit Erythrosin-Lösung rot dargestellt) ausgesetzt.

bieten daher Spezialbürsten mit verkürzten Borsten im Zentrum des Bürstkopfes an. Bei richtiger Bürsttechnik und genügendem Druck auf den Bürstkopf bieten solche Spezialbürsten im Vergleich zu konventionellen Zahnbürsten jedoch hinsichtlich ihrer Reinigungswirkung kaum Vorteile (*Hotz* et al. 1984; *Williams* et al. 1987) (Abb. 5–18 a und b).

Richtige Bürsttechnik bedeutet primär ein getrenntes Bürsten der okklusal und zervikal des Bogens liegenden Zahnflächen. Noch schwieriger gestaltet sich die Zahnreinigung bei lingual oder palatinal befestigten Halteelementen besonders im Rahmen der Lingualtechnik, da die oralen Zahnflächen im allgemeinen vernachlässigt werden, sowohl mit der Zahnbürste (*Rugg-Gunn* et al. 1979) als auch beim Anwenden von Zahnseide (*Ong* 1990) (Abb. 5–19). Bei lingual befestigten Brackets kann dies schnell zu entzündlich bedingten Gingivahyperplasien führen, wie es häufig vor allem im Frontzahnbereich zu beobachten ist (*Gorman* et al. 1983) (Abb. 5–20 a und b). Diese Pseudo-

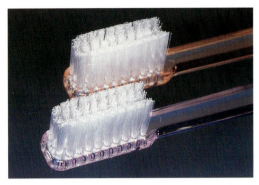

Abb. 5-18 a Spezielle Zahnbürste für festsitzende kieferorthopädische Geräte (Oral B® P 35 Ortho), die sich durch ein kürzeres Borstenfeld in der Mitte des Bürstkopfes auszeichnet.

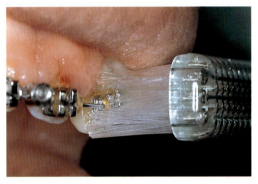

Abb. 5-18 b In klinischen Studien zeigt sich, daß eine speziell für festsitzende Geräte entwickelte Zahnbürste keine Vorteile bei der Zahnreinigung erbringt.

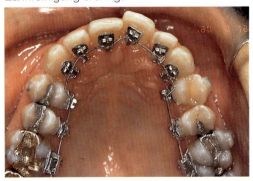

Abb. 5-19 Bedingt durch die anatomische Situation (geringer Abstand der Bracketbasen zur Gingiva, kleine Interbracketdistanz im Frontzahnbereich) ist die Zahnreinigung bei Patienten, die mit Lingualadhäsivtechnik behandelt werden, noch schwieriger und aufwendiger.

taschen stellen eine zusätzliche Retentionsstelle für Plaque dar und können lingualer Demineralisation Vorschub leisten; die säureneutralisierende Wirkung des Speichels aus den nahe gelegenen Speicheldrüsen kommt hier eventuell nicht ausreichend zum Zuge.

Bezüglich der Bürsttechnik wurde zunächst für Patienten mit festsitzenden Apparaturen die sogenannte Schrubber-Methode (horizontales Hin- und Herbewegen) empfohlen (*Clark* 1976; *Zachrisson* 1976). Standardisierte Untersuchungen an einem Modell in vitro konnten jedoch zeigen, daß die Rotationsmethode (modifizierte *Bass*-Technik) bezüglich ihrer Reinigungswirkung bei Multibandbehandlung der „Schrubber-Methode" überlegen ist (*Hotz* et al. 1984). Auch in einer klinischen Studie von *Kremers* et al. (1983) schnitt bei Patienten mit festsitzenden kieferorthopädischen Geräten eine modifizierte *Bass*-Technik (kleine kreisförmige Rüttelbewegungen, Anstellwinkel 45° zur Zahnachse) gegenüber der Rolltechnik (Auswisch- und Abrollbewegung vom Zahnfleisch in Richtung Kaufläche) besser ab, da die Plaqueentfernung auf den Glattflächen höher war. Da viele Patienten die Zahnbürste zu weit koronal ansetzen, werden die gingivalen Abschnitte der Zahnkronen regelmäßig vernachlässigt, woraus eine erhöhte Plaquebildung mit Gingivitissymptomen resultiert. Daher müssen alle Patienten instruiert werden, auch die Zahnflächen zervikal der Brackets und Bögen zu reinigen (*Clark* 1976); die Zahnbürste muß dabei gingival positioniert werden (Abb. 5-21 a und b).

Weitere Zahnbürsttechniken (*Stillman*-Technik, *Charters*-Technik, *Fones*-Technik etc.) finden sich in dem schon erwähnten Buch „Individual-Prophylaxe, ein Praxis-Leitfaden für die Zahnarzthelferin" von *R. Hinz & M. Breuckmann* (1991).

Eine Zahnbürste allein reicht zur Reinigung des „Drahtkomplexes" nicht aus. Zusätzlich wird empfohlen, täglich Superfloss® und Interdentalbürsten anzuwenden. Superfloss® ist an einem Ende ver-

Maßnahmen zur Reduktion kariogener Keime

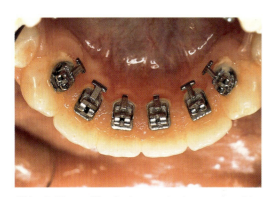

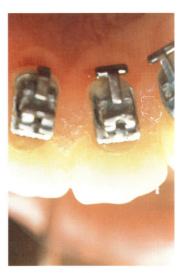

Abb. 5-20 a Gingivahyperplasie an den Unterkieferfrontzähnen bei lingual befestigten Brackets. Diese Pseudotaschen stellen zusätzliche Retentionsstellen für Plaque dar, die im Sinne eines circulus vitiosus wiederum die Hyperplasie der Gingiva verstärkt.

Abb. 5-20 b Eine Ausschnittsvergrößerung aus Abbildung 5-20 a läßt das Ausmaß der Gingivahyperplasie noch stärker hervortreten. Die hyperplastischen Papillen erreichen fast das inzisale Niveau der Bracketbasen.

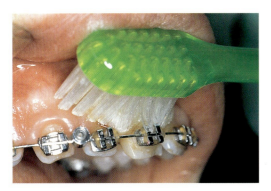

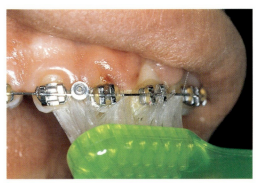

Abb. 5-21 a Die Zahnflächen, die okklusal und zervikal des Multibandbogens liegen, müssen getrennt gereinigt werden; Position der Zahnbürste zur Reinigung der gingivanahen Schmelzareale.

Abb. 5-21 b Bei der Reinigung der koronalen Zahnflächen muß die Zahnbürste zur Okklusalfläche bzw. Inzisalkante hin geschwenkt werden.

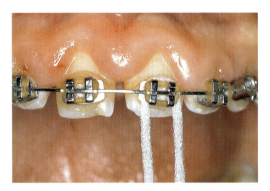

Abb. 5-22 Zahnseide mit flauschigem Teil (Superfloss®) kann die Zahnfläche um ein Bracket herum nur mangelhaft reinigen.

Abb. 5-22 a Superfloss® wird in der abgebildeten Weise um das Bracket gelegt.

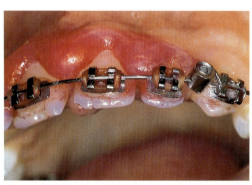

Abb. 5-22 b Nach fünfmaligem Auf- und Abziehen der Zahnseide sieht man um das Bracket herum noch deutlich angefärbte Plaque.

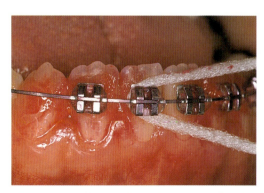

Abb. 5-23 a Angefärbte Plaque vor der Anwendung von Superfloss®.

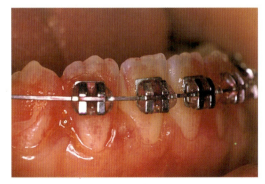

Abb. 5-23 b Dieselbe Situation wie in Abbildung 5-23 a; auch hier erkennt man noch deutliche Plaquespuren um die Bracketbasis herum.

Maßnahmen zur Reduktion kariogener Keime

Abb. 5-24 a bis c Eine effiziente Plaqueentfernung um die seitlichen Bracketbasen herum ist mit einer Interdentalbürste möglich. *(a)* Situation nach dem Anfärben der Zahnbeläge, *(b)* Stellung, in der die Interdentalbürste auf- und abbewegt wird, *(c)* nach fünfmaligem Bürsten des Bracketzwischenbereichs sieht man praktisch keine Plaque mehr.

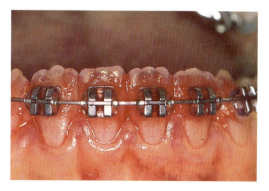

Abbildung 5-24 a

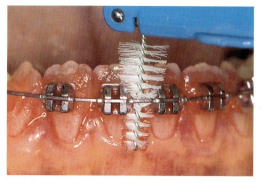

Abbildung 5-24 b

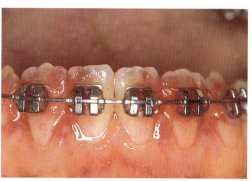

Abbildung 5-24 c

stärkt und erleichtert so das Einfädeln hinter beziehungsweise unter dem Bogen einer Multibandapparatur. Mit dem flauschigen Teil können zwar die Brackets selbst besonders gut gesäubert werden, nicht jedoch der Schmelz mesial und distal der Bracketbasis (Abb. 5–22 a und b; Abb. 5–23 a und b), da die büschelartige Verdickung der Zahnseide zu weich ist. Für diese Zahnschmelzreinigung eignen sich besser Interdentalbürsten, die aber einen starren Griff haben sollten, damit sie sich nicht verbiegen (Abb. 5–24 a bis c). Auch mit Einbüschelbürsten lassen sich die Zahnflächen approximal der Brackets unter einem Bogen gut reinigen (Abb. 5–25 a bis c).

Interdentalbürsten bieten aber zudem den Vorteil, auch subgingivale Plaque zu entfernen, und zwar bis zu einer Tiefe von 2,0 bis 2,5 mm (*Waerhaug* 1976). Somit könnten sogar unter dem Zahnfleischsaum liegende Bänder von Plaque gereinigt werden. Doch ist es im jugendlichen Gebiß praktisch ausgeschlossen, selbst mit kleinsten Interdentalbürsten in den Interdentalraum zu gelangen (Abb. 5–26). Besser sind hierzu übliche Zahnseide

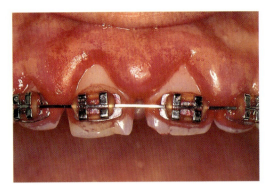

Abb. 5-25 a bis c Mit einer Einbüschelbürste (hier Elmex®, mit konisch angeordneten, abgerundeten Kunststoffborsten) lassen sich die Zahnflächen approximal der Brackets unter einem Multibandbogen ebenfalls gut reinigen. *(a)* Intraorale Situation mit angefärbter Plaque vor der Zahnreinigung, *(b)* Einbüschelbürste im Gebrauch zwischen den Zähnen 1 1 und 1 2, *(c)* fast vollständige Plaqueelimination zwischen diesen Zähnen.

Abbildung 5-25 a

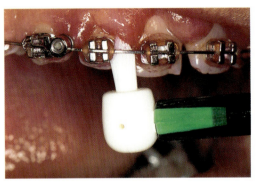

Abbildung 5-25 b

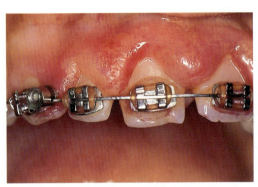

Abbildung 5-25 c

oder Superfloss® geeignet. Ob nun Superfloss® die Plaque auf den Approximalflächen vollständiger entfernt als einfache Zahnseide, ist nicht gesichert: In einer Studie von *Abelson* et al. (1981) war Superfloss® gewachster Zahnseide überlegen, während es in anderen Studien (*Bergenholtz & Brithon* 1980; *Ong* 1990) bezüglich der Plaque-Indizes keine signifikanten Unterschiede zwischen den beiden Zahnseidearten gab. Hinzu kommt, daß jugendliche Papillen zu groß für das Volumen des flauschigen Teils von Superfloss® sein können.

Dennoch bietet diese spezielle Zahnseide als einzige die Möglichkeit, aufgrund ihres verstärkten Endes unter dem Bogen nach interdental eingefädelt werden zu können (Abb. 5–27 a und b); zudem besitzt sie aufgrund des flauschigen Teils den Vorteil, auch subgingival gelegene Bandränder zu erreichen und die Plaque zu entfernen (Abb. 5–28 a und b).
Andere Reinigungshilfen aus Holz oder Plastik sind insgesamt weniger dazu geeignet (*Bergenholtz & Brithon* 1980), Plaque sicher zu entfernen; darüberhinaus rauhen sie den Zahnschmelz auf (*Smith* et al. 1986).

Maßnahmen zur Reduktion kariogener Keime

Abb. 5-26 Nur bei erwachsenen Patienten und bei (vorübergehender) Lückenstellung gelingt es, mit einer Interdentalbürste auch die Approximalflächen der Zähne zu reinigen.

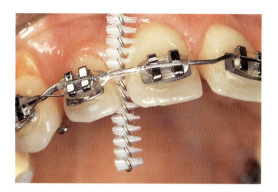

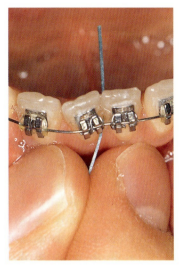

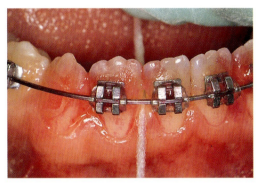

Abb. 5-27 a Bei der Zahnseide Superfloss® wird das verstärkte Ende unter dem Multibandbogen eingefädelt. Ist – wie hier – gingival ausreichend Platz zwischen zwei Zähnen vorhanden, kann Superfloss® direkt nach oral durchgeschoben werden.

Abb. 5-27 b Mit der so eingefädelten Zahnseide lassen sich die Approximalflächen gut reinigen.

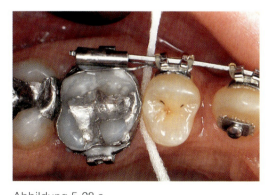

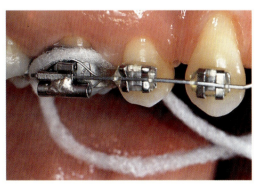

Abbildung 5-28 a

Abbildung 5-28 b

Abb. 5-28 a und b Besonders sinnvoll ist der Einsatz von Superfloss®-Zahnseide bei Bändern, da der flauschige Teil der Zahnseide auch an subgingival liegende Ränder gelangen kann. Intraorale Ansicht von okklusal *(a)*,
intraorale Ansicht von bukkal *(b)*.

5.3.1.3 Elektrische Zahnbürsten

Die manuelle Zahnreinigung kann für den Patienten trotz Motivation und Instruktion lästig und zeitraubend sein. Besonders wenn festsitzende kieferorthopädische Apparaturen eingegliedert sind, kann die häusliche Zahnreinigung zum täglichen Ritual werden. Es wäre demnach wünschenswert, wenn diese Aufgabe in optimaler Weise eine Zahnreinigungsmaschine übernehmen könnte. Herkömmliche elektrische Zahnbürsten ahmen lediglich die Bewegung der Handzahnbürste durch Motorantrieb nach und sind einer manuellen Putztechnik nicht überlegen. Nur bei behinderten Patienten können sie eine echte Alternative sein.

Die elektrischen Zahnbürsten Interplak®, Rota-dent® und Plak Control® dagegen stellen völlige Neuerungen dar, da bei diesen Geräten unterschiedliche Rotationsmodi benutzt werden, die zu einer wirkungsvolleren Plaqueentfernung führen können.

Beim Interplak®-Gerät (Abb. 5-29) rotieren 10 Borstenbüschel gegenläufig mit 4200 Umdrehungen pro Minute, wobei jedes Büschel bei der höchsten Stufe 46mal in der Sekunde die Drehrichtung wechselt (Angaben des Herstellers). Die Verwendung von Zahnpaste wird nicht empfohlen, da die darin enthaltenen Schleifkörper die empfindliche Mechanik des Bürstkopfes schnell beeinträchtigen würden. Die Firma hat daher ein fluoridhaltiges Gel (Interplak® Zahngel) entwickelt, das keine Schleifkörper enthält. In klinischen Studien wurden mit dem Interplak®-Gerät bessere Ergebnisse erzielt als mit konventioneller Handbürsttechnik. Das galt sowohl für die Plaqueentfernung (*Coontz* 1985, *Baab & Johnson* 1989) als auch für die Gingivitisreduktion (*Killoy* et al. 1989). Betrachtet man die Approximalflächen, so waren in einer Studie von *Youngblood* et al. (1985) 42,4% der mit dem Interplak®-Gerät gereinigten Approximalflächen plaquefrei, gegenüber nur 25,7% der mit einer Handzahnbürste gereinigten. Gesäubert wurden je 25 Zähne, die danach extrahiert

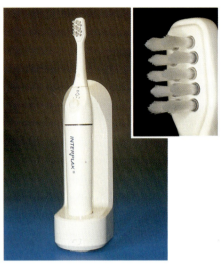

Abb. 5-29 Interplak®-Gerät mit 10 Borstenbüscheln, die beim Benutzen gegenläufig rotieren.

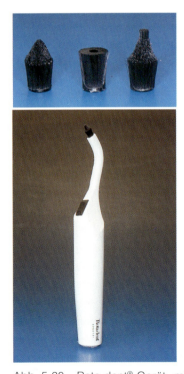

Abb. 5-30 Rota-dent®-Gerät mit drei unterschiedlichen Ansätzen: *links* zur Reinigung von Approximalflächen, *Mitte* für Glattflächen und *rechts* für weit offene Approximalräume bei parodontal geschädigten Patienten.

und mit Toluidinblau angefärbt wurden. Bemerkenswertes zusätzliches Ergebnis dieser Studie war, daß das Interplak®-Gerät offenbar tiefer in den Sulkus einzudringen vermag als die Handzahnbürste (1,4 gegenüber 0,7 mm). Bei allen positiven Ergebnissen bleibt aber die Problemzone Approximalfläche bestehen: Hier scheint die zusätzliche Anwendung von Zahnseide oder anderer Hilfsmittel nach wie vor unerläßlich.

Das Rota-dent®-Gerät (Abb. 5-30) nimmt für sich in Anspruch, auch die Approximalflächen „optimal" reinigen zu können. Bei diesem System können drei verschiedene Bürstköpfe, die aus 5600 Filamenten bestehen, auf ein rotierendes Handstück gesteckt werden, das einem zahnärztlichen Reduzierstück ähnelt: ein Kopf, der einem Prophylaxe-Bürstkopf gleicht; der zweite, zugespitzte Kopf mit längeren und steiferen Borsten für die Approximalreinigung und der dritte Kopf mit noch längeren Borsten für Approximalräume mit retrahierten Papillen. Die Bürstköpfe ändern nicht ihre Drehrichtung; die Drehgeschwindigkeit beträgt 800 bis 1100 Umdrehungen pro Minute je nach Ladezustand des Antriebsakkus. Bei einer einjährigen klinischen Studie war das Gerät bei 20 parodontal behandelten Patienten bezüglich Plaqueelimination und Gingivitiskontrolle ebenso wirkungsvoll wie bei den 20 Kontrollpatienten, die eine konventionelle Zahnreinigung mit Zahnbürsten, Zahnseide und Zahnhölzchen betrieben (*Boyd* et al. 1989). Auch die mikrobiologischen Befunde waren ähnlich (*Murray* et al. 1989).

Besonderheit des Plak Control®-Geräts (Abb. 5–31) ist ein runder Bürstkopf, der oszillierend 2800mal pro Minute um 70° rotiert. Diese Frequenz soll ein Optimum zwischen dem Reinigungseffekt und einem angenehmen Putzgefühl darstellen. Der Bürstkopf besteht aus 27 kreisförmig angebrachten Borstenbüscheln mit insgesamt etwa 1500 abgerundeten Kunststoffborsten, die schalenförmig angeordnet sind, wobei die äußeren etwas länger sind als die inneren. Außerdem besitzt das

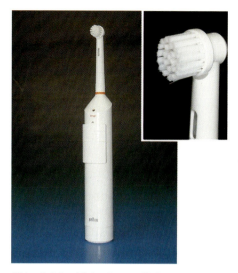

Abb. 5-31 Plak Control®-Gerät mit schalenförmigem Bürstkopf, der während des Betriebs oszilliert.

Gerät einen Timer, ein rotes optisches Signal, das nach zweiminütigem Betrieb erlischt. Erste klinische Studien zeigen, daß das Gerät im Vergleich zu herkömmlichen Zahnbürsten bezüglich Plaqueentfernung und gingivaler Gesundheit unterschiedlich abschnitt. Bei 24 Zahnmedizinstudenten ergab das Plak Control®-Gerät nach 4 Wochen keine bessere Plaqueentfernung als eine andere elektrische Zahnbürste oder eine manuelle Zahnbürste; nur bezüglich der gingivalen Gesundheit wiesen Patienten, die Plak Control® anwendeten, bessere Gingiva-Indizes auf (*Ainamo* et al. 1991). Dies wurde in einer anderen Untersuchung bestätigt: Wendeten Zahnmedizinstudenten das Gerät zu Hause ohne Aufsicht an, so waren bezüglich ihrer Plaqueentfernung keine Unterschiede festzustellen. Nur wenn die Prüfer selbst putzten, oder die Probanden eine professionelle Mundhygieneunterweisung bekamen, wurde mit Plak Control® mehr Plaque entfernt als mit einer herkömmlichen elektrischen oder manuellen Zahnbürste (*Van der Velden* et al. 1991). Wei-

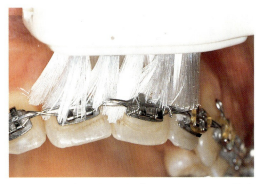 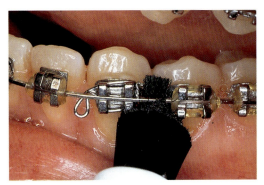

Abb. 5-32 Das Interplak®-Gerät kann die Reinigung der Zahnflächen um die Brackets herum und unter den Multibandbögen erleichtern.

Abb. 5-33 Auch das Rota-dent®-Gerät erleichtert die Zahnreinigung besonders bei Patienten mit Multibandapparaturen. Zudem ist der Bürstkopf verhältnismäßig klein, und das Gerät liegt leicht in der Hand. Es verlangt aber eine größere Sorgfalt des Patienten; einfaches „Drüberschubbern" wie beim Interplakgerät ist für eine effiziente Reinigung der problematischen Zahnflächen nicht ausreichend.

tere Studienergebnisse müssen daher noch abgewartet werden.

Die Anwendung einer elektrischen Zahnbürste mit rotierenden Borstenbüscheln kann gerade bei Patienten mit festsitzenden kieferorthopädischen Geräten sinnvoll sein, da die Zahnflächen um Brackets herum und unter Bögen ohne große Anstrengung besonders gut gereinigt werden (Abb. 5–32). Dies wurde in folgender Studie deutlich: Vierzehn kieferorthopädische Patienten mit einem Plaque-Index von über 50% reinigten die eine Kieferhälfte von Hand mit der Zahnbürste, die andere Hälfte mit dem Interplak®-Gerät (*Long & Killoy* 1985). Hierbei schnitt Interplak® besser ab: 83,5% aller maschinell gereinigten Zahnflächen waren plaquefrei gegenüber nur 66% der manuell gereinigten. Bezüglich der Reduktion gingivaler Entzündungszeichen bei Multibandpatienten konnte in einer anderen Studie das Gerät ebenfalls günstig bewertet werden. (*Yankell* et al. 1985). In einer neueren Untersuchung wurden diese Ergebnisse bestätigt (*Wilcoxon* et al. 1991).

Auch für das Rota-dent®-Gerät liegen Ergebnisse bei Patienten mit festsitzenden kieferorthopädischen Geräten vor. In einer 18monatigen klinischen Prüfung kam es durch das Rota-dent®-Gerät bei 20 mit festsitzenden kieferorthopädischen Geräten behandelten Patienten zu einer besseren Plaqueelimination und Gingivitiskontrolle als bei den 20 Patienten, die eine konventionelle Zahnreinigung betrieben (*Boyd* et al. 1989 b). Resultate eines direkten Vergleichs beider Systeme im selben Gebiß stehen jedoch noch aus. Ein Vorteil des Rota-dent®-Gerätes gegenüber dem Interplak®-Gerät ist sicher darin zu sehen, daß es wesentlich leichter in der Hand liegt und auch Patienten mit verengtem Vestibulum aufgrund des kleinen Bürstkopfs problemlos die bukkalen Zahnflächen erreichen können (Abb. 5–33); beim Interplak®-Gerät mit seinem großen Bürstkopf ist dies erheblich schwieriger (*Levine* 1990). Es verlangt aber mehr visuelle Sorgfalt von seiten des Patienten; einfaches „Drüberschubbern" wie vielleicht beim Interplak®-Gerät ist für eine effiziente Reinigung der problematischen Zahnflächen nicht möglich.

Für das Plak Control®-Gerät liegen noch keine Studien bei Patienten mit festsitzenden kieferorthopädischen Apparaturen vor. Es scheint aber, daß dieses Gerät bezüglich der Plaqueentfernung wahrscheinlich nicht so wirkungsvoll ist wie die beiden oben erwähnten elektrischen Zahnbürsten, da die Borstenbüschel des Bürstkopfes nur unzureichend die Zahnflächen unter den Bögen erreichen können (Abb. 5-34).

Welche der drei elektrischen Zahnbürsten nun tatsächlich mehr Plaque entfernt und eher vom Patienten als Erleichterung empfunden wird, soll in einer vergleichenden Studie an zirka 100 Patienten geklärt werden, die sich gerade in unserer Abteilung in Vorbereitung befindet.

5.3.1.4 Professionelle Zahnreinigung

Um die Mundhygienequalität zu überprüfen, sind Blutungsindizes besser geeignet als Plaque-Indizes. Blutung bedeutet ja praktisch immer schon Entzündung, das heißt Gingivitis, deren Ursache letztlich Plaque ist. Als Eckpfeiler der Individualprophylaxe wird die professionelle Entfernung aller Zahnbeläge durch den Zahnarzt bzw. eine dafür ausgebildete Helferin angesehen. Eine solche professionelle Zahnreinigung sollte akribisch in jeder Sitzung erfolgen, entweder manuell mit Küretten (Abb. 5-35 a) oder aber maschinell mit Gumminäpfen oder Bürstchen und geeigneten Prophylaxepasten (Abb. 5-35 b). Mineralisierte Plaque, also Zahnstein, ist nur mit Scalern oder gegebenenfalls mit Ultraschall zu beseitigen.

Weder mit einer maschinellen noch mit einer manuellen Zahnreinigung werden die Approximalbereiche oder die Tiefen der Fissuren in ausreichendem Maße erreicht. Deshalb muß man für die Approximalräume zusätzlich Zahnseide verwenden, um die Plaque zu entfernen, während die Fissuren gegebenenfalls zu versiegeln sind.

Im folgenden sollen sowohl gängige als auch kritisch überdachte Vorgehensweisen der professionellen Zahnreinigung beleuchtet werden. Ihr Ziel ist sicherlich das mechanische Beseitigen der gesamten mikrobiellen Plaque, doch um jeden Preis?

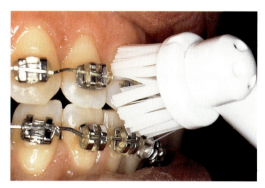

Abb. 5-34 Mit dem Plak Control®-Gerät ist es offensichtlich schwieriger, die Zahnflächen unter dem Bogen zu erreichen.

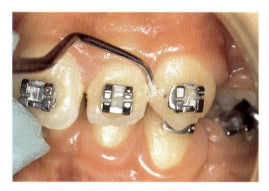

Abb. 5-35 a Die professionelle Entfernung der Zahnbeläge wird mittels einer Kürette eingeleitet.

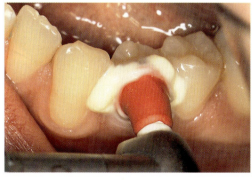

Abb. 5-35 b Die Politur von Zähnen sollte nur mit einem Gummikelch und einer fluoridhaltigen Polierpaste erfolgen.

Reinigungs- bzw. Prophylaxepasten wie im übrigen auch Zahnpasten entfalten ihre reinigende Wirkung hauptsächlich durch abrasive Schleifkörper (auch Abrasivstoffe oder Poliermittel genannt). Bei Zahnärzten beliebt sind mittlere oder grobkörnige Pasten auf Bimsstein- oder Zirkoniumsilikat-Basis. Damit läßt sich nicht nur Plaque relativ schnell abtragen, sondern auch Verfärbungen sind so rasch zu beseitigen, wobei sich ein Zahnarzt pro Zahn durchschnittlich 5 Sekunden Zeit nimmt.

Da diese Pasten eine reinigende Wirkung haben, hinterlassen deren Schleifkörper folglich geringe Schäden auf der Zahnoberfläche. Jeder Schleifkörper trägt im Wechselspiel mit der Borstenhärte der Reinigungsbürste, ihrem Anpreßdruck, der Dauer der Reinigung sowie der verflüssigenden Wirkung des Speichels eine gewisse Menge von Zahnhartsubstanz ab und rauht den peripheren Schmelz auf. Wie sind diese beiden Eigenschaften klinisch zu bewerten?

Eine Untersuchung über die Oberflächenrauhigkeit von natürlichen Zahnoberflächen und von Füllungsmaterialien nach der Reinigung bzw. Politur mit verschiedenen Prophylaxe- und Polierpasten erbrachte erhebliche Unterschiede (*Roulet & Roulet-Mehrens* 1982). Bis auf eine (Superpolish®) führten alle Prophylaxepasten in jedem Fall zu einer erhöhten Rauhigkeit; leider enthält Superpolish® keinen Fluoridzusatz. Unabhängig davon kommt es sowohl bei polierten als auch bei unpolierten Zahnoberflächen innerhalb kurzer Zeit nach einer mechanischen Reinigung wieder zur Besiedelung mit Plaquebakterien. So gibt es nach *Frandsen* (1986) bislang keinen wissenschaftlich fundierten Beleg für den Zusammenhang zwischen der Rauhigkeit von Zahnoberflächen und der Plaqueadhäsion. Lediglich ins Auge springende rauhe Oberflächen von Zähnen und Restaurationen fördern die Plaqueretention entscheidend (*Sheiham* 1977). Im Gegensatz zum eben Gesagten belegen In-vivo-Studien, daß rauhe Zahnoberflächen stets eine Plaqueneuansiedlung begünstigen (*Quirynen* et al. 1990).

Neben der Oberflächenrauhigkeit, die ein bestimmter Schleifkörper hinterläßt, ist ebenfalls die Abrasivität von Prophylaxepasten ein wichtiger Faktor, wobei sich beide Eigenschaften in einem gewissen Ausmaß bedingen. Eine ideale Prophylaxepaste sollte genau wie eine ideale Zahnpaste eine maximale Reinigungs- und Polierwirkung bei minimaler Schmelz- und Dentinabrasivität besitzen. Ist jedoch die Abrasivität einer Paste gering, so können Schmelzverfärbungen nur unzureichend entfernt werden. Um dies auszugleichen, muß mehr Zeit für die Reinigung verwandt werden. Sofern durch Gingivarezession der Zahnhals freiliegt, wird dann vielleicht unbeabsichtigt viel Wurzelzement/Dentin abgetragen. Im allgemeinen ist jedoch der Schmelzverlust bei vielen Prophylaxepasten relativ gering. Es wurde festgestellt, daß je nach verwendeter Paste durch 30 Sekunden Politur etwa 0,6 bis 4 µm Schmelz verlorengehen, wobei Bimsstein am stärksten abrasiv ist (Übersicht: *Barbakow* et al. 1987 b). Dentin ist naturgemäß gegenüber Abrasion stärker anfällig als Schmelz, der durchschnittlich 19,9mal abrasionsresistenter ist (*Stookey & Schemehorn* 1978).

Der Beitrag des Reinigungsgerätes selbst ist unterschiedlich. Rotierende Bürstchen mit harten Borsten tragen verständlicherweise mehr Substanz ab als solche mit weichen Borsten, doch gibt es bis heute keine einheitliche Definition der Borstenhärte. Gumminäpfe sind in jedem Fall weniger abrasiv. Doch sowohl bei Polierbürstchen als auch bei Gumminäpfen ist die Abrasion von Dentin um ein Vielfaches höher als von Schmelz, was besonders bei Patienten mit freiliegenden Wurzeloberflächen eine Rolle spielt. Werden schließlich rotierende Polierbürstchen zusammen mit abrasiven bimsstein- oder zirkoniumsilikathaltigen Reinigungspasten verwendet, so ist die Dentinabrasion besonders hoch; bei der Abrasion des Schmelzes ergeben sich nur geringe Unterschiede (*Lutz* et al. 1992 b). Der Hartsubstanzverlust eines Reinigungs- und Poliervorgangs bestimmt aber auch, wieviel der stark fluoridhaltigen äußeren Schmelzschichten, die 0 bis 30 µm dick ist, abgetragen wird. Zudem wird bei jedem Poliervorgang aufgrund von Wärmeentwicklung durch Reibung der vorhandene Fluorapatit in Kalziumapatit umgewandelt (*Alexander* 1980). Das gilt selbst für Gumminäpfe, die daher gleichfalls nur sehr vorsichtig und nur in Kombination mit einer fluoridhaltigen, jedoch nicht abrasiven Prophylaxe- bzw. Polierpaste zur Anwendung gelangen sollten.

Wie kann ein Zahnarzt oder Kieferorthopäde aber wissen, welche Prophylaxepaste eine geringe Abrasivität besitzt? Hilfestellung bei der Beantwortung dieser Frage leisten zunächst einmal die Angaben des Herstellers über die verwendeten Putzkörper. Die höchste Abrasivität besitzen – wie bereits erwähnt – Zirkoniumsilikat und Bimsstein, die geringste Kalziumpyrophosphat und Dikalziumphosphatdihydrat (*Newbrun* 1989). Doch selbst Pasten mit denselben Putzkörpern können unterschiedlich abrasiv sein, ja selbst einzelne Chargen können voneinander abweichen. Dies ist wahrscheinlich auf die Konzentration der Abrasivstoffe, die Herstellungsmethoden und die verschiedenen Bindemittel zurückzuführen (*Barbakow* et al. 1987 b). Sogar der pH-Wert einer Reinigungs-/Polierpaste hat einen Einfluß auf den Abrieb: Je geringer der pH, desto höher ist die Abrasivität.

Eine von der American Dental Association anerkannte Meßmethode zur Bestimmung der Abrasivität ist die **r**adioaktive **D**entin **A**brasion (RDA) beziehungsweise die radioaktive Schmelzabrasion (REA = **R**adioactive **E**namel **A**brasion) (Übersicht bei *Barbakow* et al. 1987a). Das Prinzip dieser Methode besteht darin, quantitativ diejenige Menge radioaktiv markierten Schmelzes beziehungsweise Dentins zu bestimmen, die von einer Zahnputzmaschine und der zu testenden Prophylaxepaste-Suspension an extrahierten Zähnen abgetragen wird. Nach dem Test wird die Radioaktivität der Suspension gemessen und mit jener einer Standard-Suspension aus Kalziumpyrophosphat in Beziehung gesetzt. Das Ergebnis ist der jeweilige REA- oder RDA-Wert. Natürlich geben solche In-vitro-Werte nicht unbedingt die tatsächlich am Patienten stattfindende Abrasion wieder. Viele Faktoren, besonders die verflüssigende und puffernde Wirkung des Speichels, bleiben dabei unberücksichtigt. Doch erleichtern solche Werte dem Praktiker die Auswahl einer geeigneten Prophylaxepaste; sie sollten daher vom Hersteller entsprechend deklariert werden. Insgesamt sind bei Kindern und Jugendlichen Prophylaxepasten zu empfehlen, deren RDA-Wert zwischen 8 und 125 und deren REA-Wert zwischen 2 und 4 liegt. Ähnliches gilt im übrigen auch für Zahnpasten, wobei eher noch geringere Werte angesetzt werden sollten.

Ein Reinigungs- und Polierpastensystem, das speziell zur Beseitigung von Zahnverfärbungen entwickelt wurde, ist das Prophypasten-System, das es in vier verschiedenen Abrasivitätsstufen gibt (CCS 40, 120, 170, 250®*) (Abb. 5–36 a). Neben Bimsstein und amorphem Silikat verschiedener Korngröße enthalten alle diese Pasten Natriumfluorid. Bei praktischer Anwendung werden die aus der Bezeichnung abzuleitenden RDA-Werte jedoch bei weitem nicht erreicht. So betrug nach einer Studie von *Lutz* et al. (1992 b) die RDA von CCS 250® nach 30 Sekunden Politur mit einem Gumminapf nur 46,6; die REA 12,7. CCS 40® ist demnach ausschließlich eine Polierpaste (RDA nach 30 Sekunden 3,0; REA 1,8). Je nach Indikation (geringe / starke Zahnverfärbung oder dünne / dicke Plaqueschicht) wird zuerst jene Prophypaste verwendet, deren RDA der gestellten Aufgabe vermutlich am besten gerecht wird. Danach sollte man, so das Prinzip, mit den Prophypasten geringerer Abrasivität fortfahren bis hin zur Feinpolitur. Dieses Vorgehen erscheint aber sehr umständlich und zeitaufwendig.

Erfreulicherweise kam unlängst eine universelle Reinigungs- und Prophylaxepaste

---

* Jüngst haben sich die Basiszahlen und die Meßverfahren zur RDA/REA- Bestimmung geändert, so daß die Herstellerangaben um ca. den Faktor 5 zu groß sind, vgl. unten.

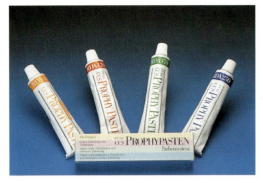

Abb. 5-36 a   Als Prophylaxepaste eignet sich besonders das farbcodierte Prophypasten-System, das in vier verschiedenen Abrasivitätsstufen erhältlich ist (von links nach rechts):
gelb: CCS® 40, für feinste Politur,
rot: CCS® 120, gegen Plaque und Verfärbungen,
grün: CCS® 170, bei rauhen Zahnoberflächen und dicker Plaque,
blau: CCS® 250, bei sehr rauhen Zahnoberflächen und sehr dicker Plaque.

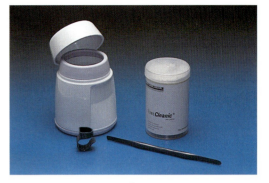

Abb. 5-36 b   Cleanic®, universelle Zahnreinigungs- und Prophylaxepaste: Container, Patrone mit der Prophylaxepaste, Prophy-Clip und Spatel.

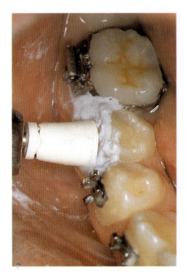

Abb. 5-36 c   Cleanic® besitzt ein sich selbst verminderndes Abrasionsverhalten, denn sein Schleifkörper Perlit verwandelt sich schon nach Sekunden unter dem Anpreßdruck eines Gumminapfes oder eines Bürstchens von grob- zu feinkörnig. Daher muß nach jeweils ein bis zwei Zähnen eine neue Portion Paste genommen werden.

auf den Markt, deren Abrasivstoff sich schon nach Sekunden unter dem Anpreßdruck des Gumminapfes oder Bürstchens von grobkörnig zu feinkörnig verwandelt (Cleanic®) (Abb 5–36 b). Die zerbrechlichen Kristallplättchen des natürlichen Abrasivstoffes Perlit (Vulkanglas; Konzentration: zirka 50%) werden bei Belastung zerkleinert und abgerundet; zudem richten sich die abrasiven Partikel mit ihren schneidenden Kanten parallel zur Oberfläche aus (*Lutz* et al. 1992 a). So wird aus der Reinigungspaste in kürzester Zeit eine Polierpaste. Der RDA- und REA-Wert von Cleanic® wurden nach 30 Sekunden Reinigung/Politur unter einem Druck von 2,45 N und bei einer Umdrehungszahl des Handstückes von 1800 U/min bestimmt: Der RDA hatte bei Verwendung eines Gumminapfes den Wert 25,1, bei Verwendung einer Polierbürste 42,7. Die REA, also die Abrasion des Schmelzes, betrug sogar nur 3,4 bei Verwendung eines Gumminapfes und 6,8 bei Verwendung eines Polierbürstchens (*Lutz* et al. 1992 b).

Diese geringen Abrasionswerte bei Schmelz wie bei Dentin sind mit einer hohen Reinigungskraft kombiniert, wie sie sonst nur bei bimssteinhaltigen Prophylaxepasten anzutreffen ist. Zudem glättet und poliert Cleanic® die Oberflächen von Schmelz und Dentin sehr gut. Insgesamt liegt der Aufrauheffekt von Cleanic® noch erheblich unter den Werten einer Zahnpaste mit mittlerer Reinigungswirkung.

Beim Gebrauch von Cleanic® ist zu beachten, daß mit einer Portion jeweils nur ein bis zwei Zähne von der Grobreinigung bis zur Politur durchbehandelt werden, ehe die nächste Zahngruppe mit einer neuen Portion gereinigt und poliert wird (Abb. 5–36 c). Verbleiben nach abgeschlossener Anwendung noch Verfärbungen oder Beläge, so muß der gesamte Vorgang mit einer neuen Portion Cleanic® wiederholt werden.

Die bisher vorgetragenen Überlegungen zur Abrasivität und Reinigungskraft verschiedener Prophylaxepasten sollten allerdings nicht überbewertet werden. Fast alle derartigen Pasten können ihren Zweck erfüllen, zumal sie ja nicht täglich oder wöchentlich zum Einsatz kommen, und selbst eine schonende Plaqueentfernung mittels Küretten in geringem Umfange Zahnhartsubstanz abträgt (*McCann* et al. 1990). Dennoch sollten der Zahnarzt und der Kieferorthopäde über ihre Arbeitsmaterialien genau Bescheid wissen; dies um so mehr, da bei Patienten, die sich in einem Recall-System befinden, häufiger eine professionelle Zahnreinigung durchgeführt wird und schon bei Jugendlichen Probleme mit Gingivarezessionen und freiliegenden Zahnhälsen auftreten.

Grundsätzlich erscheint bei exakter handinstrumenteller Plaqueelimination der Einsatz von rotierenden Gumminäpfchen oder Bürstchen zusammen mit Prophylaxepaste überflüssig. So empfehlen *Lutz* et al. (1992 b) dann bei Kindern und Jugendlichen lediglich eine Reinigung mit Polierbürstchen ohne Paste, da sie in vitro bei diesem Vorgehen eine relativ hohe Reinigungskraft bei geringer Schmelzabrasion feststellten.

Dennoch ist die Verwendung einer Prophylaxepaste für viele Patienten von motivierendem und instruierendem Wert, da sie nach einer solchen Reinigung/Politur das Gefühl eines „sauberen Gebisses" haben und daraus ein gesteigertes Zahnbewußtsein erwachsen kann. Auch unästhetische, exogen bedingte Verfärbungen der Zähne lassen sich meist nur durch eine intensive Reinigung beseitigen. Dennoch sollte noch einmal darauf hingewiesen werden, daß mit jeder Reinigung oberflächliche, fluoridreiche Schmelzschichten abgetragen werden. Daher ist es vor allem wichtig, eine Prophylaxepaste mit Fluorid zu verwenden. Ob dieses Fluorid der meist im neutralen pH-Bereich vorliegenden Prophylaxepasten allerdings in genügender Konzentration in den Schmelz aufgenommen wird, ist umstritten (*Schröder* 1992). Als alleinige Quelle einer Fluoridzufuhr haben fluoridierte Prophylaxepasten jedenfalls nur einen geringen kariostatischen Effekt (*Alexander* 1980), zumindest wenn sie – wie es häufig geschieht – lediglich zwei- bis viermal jährlich bei einer Routine-Prophylaxesitzung verwendet werden. Eine häufigere Anwendung ist logischerweise von größerem Nutzen (*Stookey* 1990), doch trifft das für jegliche Art der Fluoridanwendung zu.

Bei Multiband-Patienten ist eine ausschließlich manuell-instrumentelle Plaquebeseitigung erschwert, so daß die Zahnoberflächen zusätzlich mit einem Gumminapf und einer Polierpaste geringer Abrasivität gereinigt und poliert werden müssen. Eine schonende und doch wirkungsvolle und schnelle Plaqueentfernung, besonders um die Brackets herum, ist schließlich noch mit der Rota-dent®-Zahnbürste möglich (siehe Kapitel 5.3.1.3).

Neuerdings werden luftgetriebene Reinigungssysteme (z.B. Prophy-Jet®) empfohlen, die weder Kompositkleber noch Zinkphosphatzemente angreifen sollen (*Barnes* et al. 1990). Bei ihrer Verwendung ist jedoch zu berücksichtigen, daß unsachgemäßes Vorgehen zu erheblichen parodontalen Schädigungen führt. Zudem besitzt das dem Wasser zugesetzte Natriumkarbonat eine hohe Dentinabrasivität.

Betrachtet man die professionelle Zahnreinigung in der Kosten/Nutzen-Relation, so muß man feststellen, daß sie aufwendig, das heißt teuer ist; zudem reduziert sie die S. mutans-Menge weder im Speichel noch in der Plaque signifikant (*Caufield & Gibbons* 1979; *Emilson* et al. 1982). Lediglich wenn diese oralhygienische Maßnahme streng kontrolliert in kurzen Intervallen von Fachkräften durchgeführt wird, ist ein entsprechender karies- und parodontalprophylaktischer Effekt zu erwarten (*Axelsson & Lindhe* 1974, 1977, 1981; *Axelsson* et al. 1991; *Poulson* et al. 1976). Dies konnte auch bei Patienten mit festsitzenden kieferorthopädischen Geräten gezeigt werden. In einer Studie von *Alstad & Zachrisson* (1979) wurde bei jenen jugendlichen Patienten, die eine schlechte Mundhygiene betrieben, die gingivale Entzündung begrenzt, sofern die Klientel eine zweiwöchentliche professionelle Zahnreinigung erhielt. Reinigen sich jedoch Probanden unter Aufsicht von Fachkräften die Zähne selbst, so ist der Erfolg weniger deutlich ausgeprägt (*Horowitz* et al. 1977; *Vester-Gaard* et al. 1978) oder gar nicht mehr zu beobachten (*Silverstein* et al. 1977; *Ashley & Sainsbury* 1981).

Die offensichtlichen Unterschiede sind vermutlich in einer abweichenden Patientenmotivation begründet, aber auch der Effekt bestimmter Fluoridanwendungen, die Bestandteil eines jeden Prophylaxeprogramms sind, ist nicht genau abschätzbar. Auf alle Fälle reichen mechanische Methoden zur Plaquebeseitigung allein oftmals nicht, um das Kariesrisiko eines Patienten ausreichend zu senken. Das bedeutet, daß andere Mittel herangezogen werden müssen, um die Zahl der kariogenen Keime zu vermindern. Darüber wird in den folgenden Abschnitten berichtet.

5.3.2 Ernährung

Bei der Ernährungsberatung ist besonders darauf hinzuweisen, daß süße Zwischenmahlzeiten und versteckte Zucker vermieden werden müssen. Vier bis sechs Zuckereinnahmen pro Tag stellen in aller Regel keine Gefährdung dar. Es ist daher wünschenswert, zu Beginn jeder zahnärztlichen oder kieferorthopädischen Behandlung in einem protokollierten Interview die Ernährungsgewohnheiten zu erfragen. Ein solches Interview ist zur Datenerhebung besser geeignet als das Ausfüllen eines Fragebogens durch den unbeaufsichtigten Patienten (*Schröder* et al. 1981). Bei einem derartigen Protokoll kann die tägliche Nahrungsaufnahme ebenso berücksichtigt werden wie die der letzten 7 Tage oder sogar der vergangenen 3 Monate. Wichtig ist dabei zu prüfen, welche Zwischenmahlzeiten wie oft aufgenommen werden. Stellt man hierbei eine Diskrepanz zwischen der klinischen Situation und den Patientenangaben fest, so kann man deren „Wahrheitsgehalt" durch den Dentocult® LB-Test relativ einfach

Maßnahmen zur Reduktion kariogener Keime

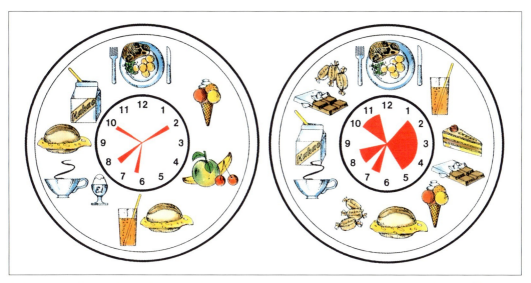

Abb. 5-37   Zuckeruhr: Je häufiger Zucker pro Tag aufgenommen wird, um so öfter erscheint ein rotgefärbter Säureangriff auf der Uhr (nach *Ainamo* 1980).

überprüfen, denn – wie bereits geschildert – hängt die Menge an Laktobazillen eng mit der aufgenommenen Kohlenhydratmenge zusammen. So wie eine Waage zur Gewichtskontrolle nötig ist, so dient der Dentocult® LB-Test zum „Messen" des Zuckerkonsums. Mehr als 1 000 000 KBE/ml Speichel reflektieren sicherlich einen hohen Kohlenhydratverzehr. Dennoch muß man sich bewußt sein, daß bei diesem Test nicht nur jene Laktobazillen erfaßt werden, die sich als Folge der kohlenhydratreichen Nahrung entwickelt haben, sondern ebenso die, die in natürlichen und künstlichen Retentionsnischen (kariöse Läsionen, Füllungen mit Randspalten und Überhängen sowie festsitzende kieferorthopädische Apparaturen) proliferiert sind (*Crossner & Hagberg* 1977). Aus dieser Einschränkung folgt:

1. Der Test sollte gemacht werden, bevor eine kieferorthopädische Behandlung eingeleitet wird.
2. Alle offenen kariösen Läsionen (auch an Milchzähnen) sollten zunächst zumindest provisorisch versorgt und insuffiziente Restaurationen erneuert werden.
3. Der Test sollte wiederholt durchgeführt werden, um prophylaktische Maßnahmen und deren Wirkung zu demonstrieren.

Die Versorgung offener kariöser Läsionen ist jedoch nicht als unabdingbare Voraussetzung anzusehen, denn hohe Laktobazillenzahlen spiegeln trotz Retentionsnischen immer ein Stück Karieserfahrung wider und sind mithin ein indirekter Indikator für potentielle kariöse Prozesse.

Eine gute Motivationshilfe kann die in Skandinavien verbreitete „Zuckeruhr" sein

(*Ainamo* 1980). Sie stellt eine allgemeinverständliche Form der *Stephans*kurve dar. *Stephan* (1944) untersuchte vor fast 50 Jahren die Wirkung der Saccharoseaufnahme auf den bakteriellen Zahnbelag. Die Dauer der pH-Senkung in der Plaque unter den kritischen Wert von pH 5,5 kann bis zu einer halben Stunde nach der Saccharoseaufnahme anhalten. Für den Patienten sind solche pH-Diagramme schwer zu verstehen. Die Zuckeruhr ist daher eine Hilfe, die Zusammenhänge zu verdeutlichen. Der Patient markiert selbst in einem Uhrschema halbstündlich die Einnahme von „Süßem" mit einem roten Stift. Je häufiger Zucker konsumiert wird, um so häufiger erscheint der halbstündlich rot eingezeichnete Säureangriff auf der Uhr. Der Patient bekommt damit selbst einen visuellen Eindruck seiner Zuckersünden (Abb. 5–37).

Alter	Dosis pro Tag
1. – 2. Jahr	0,25 mg
3. Jahr	0,50 mg
4. – 6. Jahr	0,75 mg
ab 6. Jahr	1,00 mg

Tab. 5–2 Dosierung von Fluoridtabletten in Abhängigkeit vom Alter.

5.3.3 Pharmazeutische Adjuvantien

5.3.3.1 Fluoride

Grundsätzlich kann man postulieren: Je öfter Fluoride angewendet werden, desto besser. Allerdings gilt es in jedem Fall, die wirksame Dosis auf die Häufigkeit der Zufuhr abzustimmen. Werden Fluoride täglich verabreicht, so ist eine hohe Dosierung nicht nur unnötig, sondern sogar schädlich.

Bis zum 6. Lebensjahr ist die Gabe von Fluoridtabletten unbedingt angezeigt, denn schon bei Milchzähnen soll durch ein ausreichendes Fluoridangebot die Remineralisation gefördert werden. Entscheidend dabei ist nicht die präeruptive Wirkung der Fluoride über die Resorption im Darm, sondern vielmehr die posteruptive, lokale Wirkung direkt am Zahnschmelz. Um eine maximale Wirkung zu erzielen, sollten die Tabletten daher langsam zerkaut oder gar gelutscht werden.

Bis zum zweiten Lebenswinter findet in der Bundesrepublik Deutschland weitestgehend eine Fluoridierung über Tabletten statt, da sie an die Vitamin-D-Prophylaxe gekoppelt ist. Leider kommt es danach sehr häufig zu einem Einstellen der Tablettenfluoridierung. Deshalb müssen Kinderärzte davon überzeugt werden, die Gabe von Fluoridtabletten über das 2. Lebensjahr hinaus fortzusetzen. Die Deutsche Gesellschaft für Zahn-, Mund- und Kieferheilkunde hat dafür in Zusammenarbeit mit dem Bundesgesundheitsamt eine altersabhängige Dosierungsempfehlung für Fluoridtabletten veröffentlicht (Tab. 5.2). Natürlich ist bei einer solchen Dosierung immer der Fluoridgehalt des Trinkwassers zu berücksichtigen. Dieser liegt aber in der ehemaligen Bundesrepublik Deutschland bei durchschnittlich 0,3 ppm, so daß additive Effekte nicht zu erwarten sind.

Am zweckmäßigsten ist es weiterhin, die Tagesdosis zwischen dem 3. und 6. Lebensjahr nicht auf einmal zu verabreichen, sondern auf drei Einzelgaben von je 0,25 mg Fluorid zu verteilen.

Sobald Kinder das korrekte Ausspülen gelernt haben, kann man von den Tabletten auf Fluoridspüllösungen (zum Beispiel ACT® oder Elmex® Fluorid-Zahnspülung, letztere nur in der Schweiz erhältlich) umsteigen. Diese enthalten normalerweise 0,025 bis 0,05% Natriumfluorid oder 0,025% Aminfluorid und sollten abends nach dem Zähneputzen für eine Minute angewendet werden (Abb. 5–38).

Hochfluoridhaltige Applikationen wie Gelees bergen bei übermäßiger Anwendung die Gefahr von Fluorosen und Fluoridintoxikationen. Zwei Kunststoffschienen zur gleichzeitigen Applikation im Ober- und Unterkiefer – eine Maßnahme, die nur in der Praxis durchgeführt werden sollte –

fassen ca. 20 g Gelee, was bei einer Konzentration von 1,25% Fluorid einer Menge von 250 mg Fluorid entspricht. Wenigstens bis zum 6. Lebensjahr sollte daher Fluorid nicht derart massiv angewendet werden (*Horowitz* 1977). Wie Untersuchungen belegen, sind Geleepräparate mit geringerer Fluoridkonzentration (beispielsweise: Elmex® Gelee mit 0,4% Fluorid, allerdings nur in den Niederlanden erhältlich) genauso wirksam (*Sluiter & Purdell-Lewis* 1984), während gleichzeitig verhindert wird, daß größere Fluoridmengen verschluckt werden, was bei allen Präparaten mit höherem Fluoridgehalt ein erhebliches Risiko darstellt (*Ekstrand & Koch* 1980).

Wichtig ist auf alle Fälle die permanente Anwesenheit von Fluoriden, gerade bei Patienten, die festsitzende kieferorthopädische Geräte tragen. In einer Studie in vivo haben Mikrohärteprüfungen bei Zähnen mit Brackets deutlich höhere Werte bei Patienten ergeben, die regelmäßig eine Fluoridapplikation bekommen hatten; sie wurden verglichen mit einer Kontrollgruppe, die keine zusätzliche topische Anwendung von Fluoriden erhalten hatte (*O'Reilly & Featherstone* 1987). Der Zahnschmelz dieser Kontrollgruppe wies in einer Tiefe von 50 µm durchschnittlich 15% Demineralisation auf, während bei den Testgruppen der Schmelz durchgehend remineralisiert war – unabhängig von der Art der Fluoridapplikation (Spüllösung oder Gelee).

Genauso wirksam wie Gelees sind Fluoridlacke (zum Beispiel Duraphat®), die zudem toxikologisch unbedenklicher sind. Duraphat® ist wassertolerant und überzieht daher auch feuchte Zähne mit einem unter Speichel erstarrenden, gut haftenden Lackfilm, wodurch die Einwirkungszeit auf Stunden verlängert wird. Selbst die Diffusion in gesunden Schmelz ist bis zu einem gewissen Grade möglich (*Seppä* et al. 1982). Fluoridionen werden dabei nur langsam in die Mundhöhle abgegeben; was verschluckt wird, sind lediglich kleine Lackfetzen, die keine Fluorid-Spitzenbelastung zur Folge haben

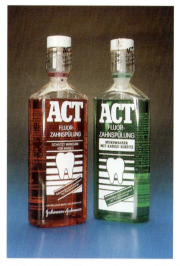

Abb. 5-38 Ein probates Mittel zur Fluoridprophylaxe stellt eine Fluoridspüllösung dar, z.B. ACT® (links Zimt-, rechts Mintgeschmack), das 0,05% Natriumfluorid enthält, was einem Fluoridgehalt von 0,025% entspricht.

(*König* 1987). Dennoch sollte man sich in jedem Falle bewußt sein, daß Fluoridlacke hochkonzentrierte Fluoridpräparate sind, denn ein Milliliter Duraphat®-Lack enthält ca. 23 mg Fluorid, was dem Fluoridgehalt von etwa 110 Fluoridtabletten (je 0,25 mg) entspricht.

Unabhängig von den toxikologischen Erwägungen ist allen Präparaten mit einer hohen Fluoridkonzentration ein weiterer negativer Aspekt gemeinsam: Sie bewirken, daß zuviel Fluorid in den äußersten Schmelzschichten angereichert wird und damit die demineralisierten Zonen lediglich oberflächlich verschlossen werden. Praktisch wird somit eine profunde Penetration des Fluorids und tiefgreifende Remineralisation verhindert (*Ten Cate* et al. 1981; *Silverstone* et al. 1981; *Arends & Christoffersen* 1990). Für den Primärschutz gegen Karies mag das genügen, doch die Behandlung von Initialläsionen (white spot-lesions) mit hochfluoridhaltigen Lacken oder Gelees stellt heute beinahe schon einen zahnärztlichen Kunstfehler dar.

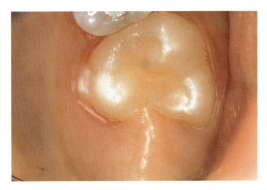 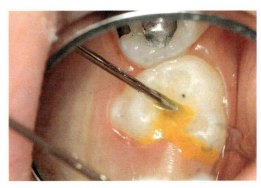

Abb. 5-39 a   Oberer 1. Molar im Durchbruch; während dieser Zeit sind besonders die Fissuren aufgrund erhöhter Plaqueretention und schlechter Reinigungsmöglichkeit kariesanfällig.

Abb. 5-39 b   Applikation eines Fluoridlacks (Duraphat®) unter das Tegument eines gerade durchbrechenden 1. Molaren.

Bei den hochkonzentrierten Fluoridapplikationsformen sind Lacke den Gelees deshalb vorzuziehen, weil sie selbst bei nicht so häufiger Anwendung einen hohen Wirkungsgrad besitzen (*Marthaler* et al. 1970). Dennoch sollte auch hier die Indikationsstellung sehr eng sein. So sind Fluoridlacke besonders sinnvoll bei der Behandlung empfindlicher Zahnhälse und der Touchierung von Kariesrisikoflächen wie etwa der Okklusalflächen im Durchbruch befindlicher Zähne, um deren Fissuren so früh wie möglich gegen Säureangriffe zu schützen. Dies ist kein Widerspruch zu dem oben Gesagten, denn der Lack schützt die Fissur vor bakterieller Besiedelung und wirkt dabei wie eine Versiegelung. Empfehlenswert ist zum Beispiel die Verwendung von Duraphat® in Ampullen, um das Fluorid mit einer Karpulenspritze unter das teilweise noch vorhandene Tegument zu applizieren (Abb. 5–39 a und b). Ebenso ist eine Applikation direkt in die Approximalräume hinein zum Schutz vor Approximalkaries empfehlenswert (Abb. 5–40 a und b). Eine vorhergehende professionelle Zahnreinigung ist dabei nicht unbedingt erforderlich, denn ein dünner Plaquefilm wird von den Fluoridionen ohne weiteres durchdrungen (*Ripa* et al. 1983). Nach der Applikation des Lackes ist der Patient anzuweisen, etwa 4 Stunden nichts zu essen und erst abends wieder die Zähne zu putzen, damit der Lack lange genug auf den Zahnschmelz einwirken kann.

Ein Fluoridlack anderer Darreichungsform ist der von *Arends* und *Schuthof* (1975) entwickelte Fluor Protector®. Dieser Lack auf Polyurethanbasis enthält 0,7% Fluorid in Form von Difluorsilanen. Die in 1-ml-Ampullen gelieferte Flüssigkeit wird mit einem Pinsel auf die getrockneten Zähne aufgetragen, härtet selbsttätig aus und ist dann durchsichtig. Das in Fluor Protector® enthaltene Fluorsilan ist wasserunlöslich, reagiert aber im Kontakt mit Speichel und setzt geringe Mengen von Fluorwasserstoff frei, der leicht und tief in den Schmelz eindringen kann (*Arends & Schuthof* 1975). Bei einer In-vivo-Modellstudie (*De Bruyn & Buskes* 1988), bei der Patienten für vier Monate in experimentellen Fensterprothesen Schmelzproben trugen, die zuvor mit Fluor Protector® bzw. Duraphat® 24 Stunden lang „imprägniert" worden waren, zeigte sich in mikroradiographischen Analysen, daß der Mineralverlust bei den mit Fluor Protector® behandelten Schmelzproben sehr viel geringer war als bei denen mit Duraphat®. In einer 3-Jahres-Studie von *Axelsson* et al. (1987) ergab sich ferner, daß die Anwendung von Fluor Protector® in dreimonatigen In-

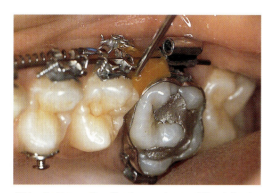 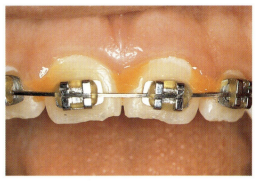

Abb. 5-40 a Applikation eines Fluoridlacks (Duraphat®) in den Approximalraum zwischen den Zähnen 2 5 und 2 6.

Abb. 5-40 b Applikation eines Fluoridlacks (Duraphat®) in die Approximalräume der Oberkieferschneidezähne.

tervallen bei einer Testgruppe im Vergleich zu einer Kontrollgruppe, die wöchentlich einmal unter Aufsicht mit einer 0,05%igen NaF-Lösung spülte, eine signifikante Reduktion von Approximalkaries bewirkte. Bei der Interpretation dieses Ergebnisses muß jedoch angemerkt werden, daß zum einen die Fluoridspülungen nur einmal pro Woche erfolgten und zum anderen in der Fluor Protector®-Gruppe vor jeder Applikation die Zähne professionell gereinigt wurden. Damit waren Risikoflächen von Plaque befreit, die routinemäßig nicht so intensiv gereinigt werden.

Insgesamt zeigt Fluor Protector® gute Ergebnisse in vitro, während die klinischen Erfolge nicht so eindeutig sind, da offenbar optimale Anwendungsvoraussetzungen (saubere und trockene Zähne) nur schwer zu erreichen sind (*Einwag* 1990). Dennoch konnten *Adriaens* et al. (1990) in einer klinischen Studie bei 28 Multibandpatienten den kariesinhibitorischen Effekt von Fluor Protector® nachweisen: Die vor der Bebänderung mit Fluor Protector® behandelten Molaren der einen Kieferhälfte hatten nach Entfernen der Bänder weniger Initialläsionen als die unbehandelten Molaren der anderen Kieferhälfte. Bei dieser Untersuchung war jedoch vor der Fluor Protector®-Touchierung und Zementierung der Bänder für optimale Trockenheit gesorgt worden.

Für eine ausreichende Trockenlegung des Arbeitsgebietes kann beispielsweise das Dry Field System® sehr hilfreich sein, das eine Kombination aus Lippen-, Wangen- und Zungenhalter mit einem integrierten Speichelzieher darstellt (*Jost-Brinkmann & Miethke* 1988) (Abb. 5–41 a und b). So kann man für die Anwendung des Fluor Protectors® gute Voraussetzungen schaffen: Die Zahnoberflächen sind relativ trocken, und das gesamte Gebiß kann gleichzeitig mit der Lösung touchiert werden (Abb. 5–42).

In jüngster Zeit wurde eine Spüllösung aus Aminfluorid und Zinnfluorid (Meridol®; Abb. 5–43) entwickelt, die unter klinischen Bedingungen zu einer signifikant besseren Plaquereduktion führte als ein Plazebopräparat (*Brecx* et al. 1990). Besonders vorteilhaft erscheint dieses Präparat deshalb, weil Zinnfluorid einen stärkeren inhibitorischen Effekt auf S. mutans hat als Natriumfluorid. So erwies sich in einer Vergleichsstudie von *Klock* et al. (1985) bei zweimaliger Anwendung einer Zinnfluoridspüllösung pro Tag selbst nach zwei Jahren die S. mutans-Rate noch als gering; auch Kariesinzidenz und Gingivitis waren in der Zinnfluoridgruppe geringer als in der mit Natriumfluorid behandelten. Der

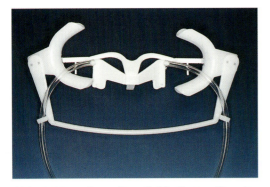
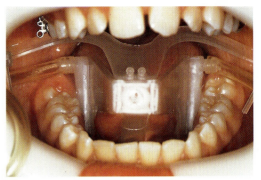

Abb. 5-41 a Das Dry field System®, eine Kombination aus Lippen-, Wangen- und Zungenhalter mit integriertem Speichelzieher zur optimalen relativen Trockenlegung der Zahnoberflächen.

Abb. 5-41 b Das Dry field System® in der Anwendung.

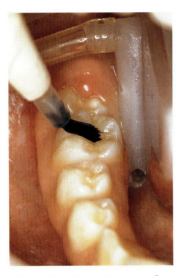
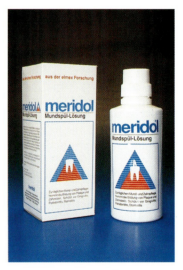

Abb. 5-42 Fluor Protector® wird mit einem Pinsel auf die Zähne aufgetragen; gute relative Trockenhaltung mit Hilfe des Dry field Systems®.

Abb. 5-43 Meridol®-Spüllösung mit Aminfluorid und Zinnfluorid; der Gesamtfluorid-Gehalt beträgt 0,025%.

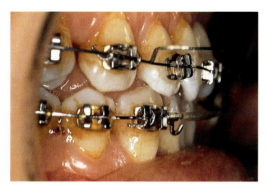

Abb. 5-44 Bei regelmäßiger Anwendung von Meridol® kann es bereits nach kurzer Zeit zu (reversiblen) Zahnverfärbungen der oberflächlichen Zahnschmelzschicht kommen.

wissenschaftlichen Vollständigkeit wegen ist an dieser Stelle jedoch noch anzufügen, daß auch Zweifel am kariesinhibitorischen Effekt von Zinnfluoridlösungen bestehen (*Mellberg* 1990).

Die andere Komponente der Spüllösung Meridol® ist das Aminfluorid, welches als organisches Fluorid eine stärkere kariesprotektive Wirkung als anorganisches Fluorid besitzt. Eine Kombination aus Amin- und Zinnfluorid könnte demnach eine gute Ergänzung oder sogar eine Alternative zum Chlorhexidin sein, über das im folgenden Abschnitt berichtet wird. Doch auch bei Meridol® kann es zu Zahnverfärbungen kommen, was auf das Zinnfluorid zurückzuführen ist (Abb. 5–44). Die Verfärbungen sind ausschließlich auf das Zahnpelikel beschränkt und korrelieren mit der Mundhygiene. Je schlechter die Mundhygiene, desto eher Verfärbungen. Allerdings sind diese Verfärbungen nicht so intensiv wie bei Chlorhexidin, und sie kommen nur bei etwa 10% der Patienten vor.

In einer klinischen Studie von *Renggli* (1983) konnte eine amin- und zinnfluoridhaltige Spüllösung mit einer Fluoridkonzentration von 100 ppm die Plaquebildung annähernd so gut hemmen wie 0,2%iges Chlorhexidin. Kombinierte man diese Spüllösung noch mit einer aminfluoridhaltigen Zahnpaste, so war die plaqueinhibitorische Wirkung des Spülmittels mit jener des Chlorhexidins gleichzusetzen. Aber auch hier sei angemerkt, daß in anderen In-vivo-Studien eine solche Plaqueinhibition nicht eintrat (*Hefti & Huber* 1987; *Etemadzadeh* et al. 1989); selbst das Wachstum von S. mutans oder Laktobazillen konnte nicht gehemmt werden. Eine Möglichkeit, den vorhandenen Widerspruch zu erklären, ist das Argument, daß die antimikrobielle Aktivität einer Zinnfluorid-Aminfluorid-Lösung nur in den frühen Phasen der Plaqueakkumulation gegeben ist (*Brecx* et al. 1990). Trotz geringer Plaquereduktion konnte jedoch bei Meridol® eine gingivitisreduzierende Wirkung nachgewiesen werden (*Hefti & Huber* 1987). Dies ist vielleicht auf die Fluor-Metallverbindung zurückzuführen.

Wie bereits mehrfach erwähnt, wird die effektivste Kariesprophylaxe mit Fluoriden durch eine kontinuierliche Anwesenheit von Fluoridionen in niedriger Konzentration erreicht. Aus dieser Erkenntnis heraus wurden in jüngster Zeit verschiedene zahnärztliche Materialien entwickelt, die nach Einbringen in die Mundhöhle über einen längeren Zeitraum Fluoridionen freisetzen. Neben den bereits erwähnten Glasionomerzementen zum Befestigen von Bändern (und gegebenenfalls Brackets) gibt es verschiedene Bracketkleber (z. B. Fluorobond®, Light Bond®), die Fluoridionen abgeben. In mehreren klinischen Studien konnte gezeigt werden, daß man einer Sekundärkariesentstehung erfolgreich entgegenwirkt, wenn man diese Kompositkunststoffe verwendet (*Sonis & Snell* 1989; *Underwood* et al. 1989; *Hiller* et al. 1990).

Doch wie schneiden diese Materialien hinsichtlich ihrer Beständigkeit und mechanischen Beanspruchung ab? In der Studie von *Underwood* et al. (1989) waren die klinischen Mißerfolge ähnlich hoch wie bei herkömmlichen Kompositkunststoffen, und die Bruchflächen lagen stets an der Komposit-/Schmelzgrenze. In einer anderen Studie von *McCourt* et al. (1991) be-

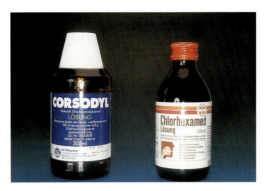

Abb. 5-45 Beispiele für zwei Mundspüllösungen, die Chlorhexidindigluconat enthalten.

trug jedoch die Haftkraft solcher fluoridfreisetzenden Bracketkleber nach 30 Tagen Beanspruchung weniger als ein Drittel der Haftkraft herkömmlicher Materialien. Man kann diese Kunststoffe aber, so die Autoren, um bereits geklebte Brackets herum auftragen, um dennoch eine kariostatische Wirkung zu erzielen. Offenbar haben Zusätze sowohl von anorganischen als auch organischen Fluoriden einen negativen Einfluß auf die mechanische Integrität von Kompositen. Man muß daher die weitere Entwicklung auf diesem Gebiet abwarten, bevor man eine uneingeschränkte Empfehlung für diese Materialien aussprechen kann. Wichtig wäre ein derartiges Material schon, da man mit fluoridfreisetzenden Bracketklebern ein beständiges Fluoridreservoir hätte, das auch bei erhöhtem Kariesrisiko oder wechselvoller Mundhygiene des Patienten Demineralisationen entgegenwirkt bzw. diese remineralisiert. Um dem Problem der Initialläsionen nach Abnahme von Brackets beizukommen, wurde auch die Vorbehandlung des Schmelzes mit hochkonzentrierten sauren Fluoriden (z.B. Aminfluoriden) vor dem Kleben der Brackets empfohlen (*Wang & Sheen* 1991); die Haftkraft der Brackets sei unter diesen Bedingungen – so die Autoren – ähnlich hoch wie bei nicht vorbehandeltem Schmelz.

Schon vorher wurde mit der gleichen Absicht für herausnehmbare Geräte ein PMMA-Kunststoff (Orthocryl® Plus) entwickelt, der über einen längeren Zeitraum Kalziumfluorid in niedriger Konzentration freisetzt (*Miethke & Newesely* 1987, 1988). Zur Zeit laufen umfangreiche In-vivo-Studien über den kariesinhibitorischen Nutzen dieses fluoridhaltigen Kunststoffes; die Ergebnisse stehen jedoch noch aus.

Der Vollständigkeit halber sei erwähnt, daß es inzwischen auch Ätzgele und elastische Ligaturen gibt, die Fluorid abgeben.

5.3.3.2 Chlorhexidin

Chlorhexidin, ein stark basisches Diguanidin-Derivat, ist eines der sichersten und effektivsten Antiseptika, die bisher bekannt sind (Abb. 5–45). Es ist ein unspezifisches antimikrobielles Mittel, das einen Heilungsprozeß selbst dann nicht stört, wenn es auf offene Wunden aufgetragen wird. Ein großer Vorzug des Chlorhexidins besteht darin, daß sich das positiv geladene Molekül an Mukosa und Zahnoberfläche bindet und die aktive Form über einen längeren Zeitraum abgegeben wird. Auf diese Weise verhindert es die Adhäsion von Bakterien an der Zahnoberfläche (*Lang* 1978). Zusätzlich wird es von der Bakterienzellwand absorbiert, wodurch diese Bakterien in ihrer Proliferation gehemmt werden (*Gjermo* 1974). Zweimaliges Spülen pro Tag mit einer 0,2%igen Chlorhexidinlösung führt zu einer 85- bis 90%igen Reduktion der Gesamtbakterienzahl im Speichel (*Schiött* et al. 1970). Wird es für einen kurzen Zeitraum angewendet, so sinken der oben genannten Studie zufolge die Plaque-Indizes drastisch; der Einfluß auf eine bestehende Gingivitis ist jedoch weniger stark ausgeprägt. Die besten Resultate hinsichtlich der Behandlung einer Gingivitis werden erzielt, wenn Chlorhexidin zusammen mit einer kontrollierten Zahnpflege angewendet wird (*Löe* et al. 1976).

Chlorhexidin ist daher auch als kariostatisches Mittel sehr effizient, weil es nicht nur gegen gramnegative Bakterien, sondern ebenso gegen Hefen und grampositive Bakterien wie S. mutans und S. sobrinus wirkt (*Emilson* 1981). Es überrascht daher nicht, daß in klinischen Vergleichsstudien der Effekt von Chlorhexidin im Hinblick auf eine verringerte Kariesinzidenz deutlich höher ist als jener von Fluoriden (*Lindquist* et al. 1988). Die inhibitorische Wirkung von Chlorhexidin auf S. mutans wurde im übrigen auch bei Patienten mit festsitzenden kieferorthopädischen Geräten bestätigt (*Lundström & Krasse* 1987).

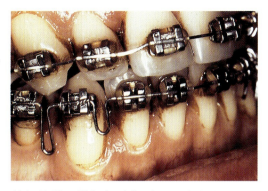

Abb. 5-46 Chlorhexidin kann bei längerer Anwendung zu (reversiblen) Zahnverfärbungen führen.

Trotz dieser offensichtlich positiven Wirkung ist zu fragen, ob eine solche Reduktion der Mundflora nicht eine zu massive Beeinträchtigung des ökologischen Gleichgewichtes darstellt? Kommt es dadurch eventuell zum Überhandnehmen anderer, resistenter Keime, beziehungsweise bei längerer Anwendung auch zur Resistenz jener Keime, die man ursprünglich eliminieren wollte?

Tatsächlich konnte in einer Untersuchung festgestellt werden, daß der Effekt auf eine vorhandene Gingivitis nur vorübergehend ist (*Curtress* et al. 1977). Resistent gewordene Keime können vermutlich im Laufe der Zeit wieder proliferieren und erneut eine Gingivitis induzieren. Bei Langzeitanwendung fallen unangenehme Nebenwirkungen wie Verfärbungen von Zähnen (Abb. 5-46) und Kompositfüllungen auf. Ein weiterer Nachteil des Chlorhexidins – unabhängig von der Benutzungsdauer – ist sein unangenehmer Geschmack. Die geschilderten Verfärbungen können bei intensiver Zahnpflege im Ausmaß reduziert werden (*Löe* et al. 1976). Außerdem scheinen sie bei Kindern weniger ausgeprägt zu sein als bei Erwachsenen (*Lang* 1978).

Der bittere Geschmack kann durch das Beimischen von Geschmackskorrigentien maskiert werden, die jedoch die Wirksamkeit des Chlorhexidins mindestens auf 60 bis 70% herabsetzen (*Lang* 1978). So versucht man durch andere Darreichungsformen, dem Problem der Geschmacksirritation und Zahnverfärbung beizukommen.

Ein sorbithaltiger Kaugummi mit 0,375 bis 0,625% Chlorhexidinazetat, zweimal täglich für 10 Minuten gekaut, hemmt das Plaquewachstum genauso gut wie eine zweimalige Mundspülung mit Chlorhexidin (*Ainamo* et al. 1990). Auch Lutschtabletten, die 5 mg Chlorhexidindihydrochlorid enthalten und dreimal täglich nach dem Zähneputzen angewendet werden, können den Plaquebefall bis zu 76% reduzieren, wobei es nicht zu Zahnverfärbungen und Geschmacksbeeinträchtigungen kommt (*Kaufman* et al. 1989).

Im Zusammenhang mit der Chlorhexidin-Dauertherapie muß noch gefragt werden, ob nicht allgemein-organische Nebenwirkungen zu befürchten sind? Dies kann nach dem gegenwärtigen Wissensstand verneint werden. *Schiött* et al. (1976) konnten bei Patienten, die Chlorhexidin zwei Jahre lang permanent anwendeten, keine abweichenden Blut- und Urinwerte im Vergleich zu Kontrollprobanden finden. Doch wie bei allen Medikamenten kommt es auf die Dosierung an: 0,1 bis 0,2%ige Konzentrationen sind ausreichend und sollten nicht überschritten werden (*Lang* et al. 1982); derartige Lösungen sind im Handel gebrauchsfertig erhältlich (s. Abb. 5-45). Um die gewünschte Wirkung zu erreichen, sollte mindestens 30 bis 45 Sekunden lang gespült werden. Damit wird sichergestellt, daß 30% des Chlorhexidins

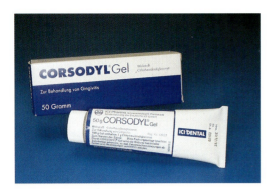

Abb. 5-47 Das Gel Corsodyl® als Beispiel eines Gels, das 1% Chlorhexidindigluconat enthält.

an die oralen Gewebe gebunden wird (*Bonesvoll* et al. 1974).
Chlorhexidin in einer Munddusche kann bei Patienten mit festsitzenden kieferorthopädischen Apparaturen besonders wirkungsvoll sein (*Lang & Räber* 1981). Ansonsten eignen sich Wasserstrahlgeräte lediglich zum Herausspülen von Speiseresten und gelockerter Plaque an kieferorthopädischen Retentionselementen – eine regelrechte Plaqueelimination ist mit ihnen nicht zu erreichen (*Zachrisson* 1974).
Chlorhexidin existiert im übrigen nicht nur als Spüllösung, sondern es kann auch als Lack oder als Gel appliziert werden (Abb. 5–47). Die Lackform wurde von *Balanyk* und *Sandham* 1985 entwickelt und besteht aus Chlorhexidinazetat auf Benzoinbasis (Sumatra-Benzoin). Das einmalige Auftragen dieses Lackes auf die Zähne führte über einen Zeitraum von einem Jahr bei drei Patienten mit sehr hohen S. mutans-Werten zu einer dauerhaften Reduktion der Keimzahlen. In einer anderen Studie konnte nach einer einmaligen Applikation dieses Chlorhexidinlacks lediglich über einen Zeitraum von vier Wochen S. mutans signifikant unterdrückt werden (*Schaeken & de Haan* 1989). Besonders auf den Approximalflächen kehrten die S. mutans-Zahlen schnell zu den Ausgangswerten zurück. In Fissuren kann dagegen mittels einer einmaligen Anwendung eines hochprozentigen Chlorhexidindiazetat-Lackes S. mutans auch über einen längeren Zeitraum vermindert werden.
In einer Studie von *Schaeken* et al. (1989) war nach 22 Wochen, beim Verwenden eines 40%igen Chlorhexidin-Lackes auf Sandarac-Basis, S. mutans zehnmal geringer als in der Kontrollgruppe. Wenn S. mutans erfolgreich unterdrückt werden kann, so entwickelt sich mit großer Wahrscheinlichkeit auch keine Fissurenkaries. Somit wäre ein Chlorhexidinlack ein Mittel für die Prävention von Fissurenkaries, vielleicht sogar eine Alternative zur Fissurenversiegelung. Ähnliche Erfolge bezüglich der Bakterienreduktion konnten selbst bei exponierten Wurzeloberflächen erreicht werden, die von Wurzelkaries bedroht sind (*Fure & Emilson* 1990).
Um die Zahl von S. mutans zu vermindern, schlägt *Krasse* (1986) eine Chlorhexidingelkur vor (Abb. 5–48 a bis e). Dabei werden individuelle Medikamententräger (Tiefziehschienen) mit so viel Gel (Corsodyl®-Gel, 1%ig) beschickt, daß alle Zähne nach dem Einbringen der Schienen in den Mund vollständig benetzt sind. Diese Darreichungsform des Chlorhexidins verringert S. mutans stärker, als wenn die gleiche Menge mittels einer Zahnbürste eine Woche lang täglich verteilt wird (*Ostela* et al. 1990). Bei Patienten mit festsitzenden Apparaturen sind hierbei natürlich gewisse Probleme zu überwinden. So müssen bei der Herstellung der Tiefziehschienen alle untersichgehenden Gebiete des Modells ausgeblockt werden. Als Material für die Schienen eignet sich besonders ein weichbleibendes Tiefziehmaterial (z.B. Erkoflex® oder Bioplast® 2,0 mm). Nachdem das Gel in die Schienen eingebracht wurde, sollte der Patient fünf Minuten lang auf ihnen kauen, damit sich das Gel gut in den Approximalräumen, den Fissuren und um die Brackets herum verteilt, was durch die Verwendung eines weichbleibenden verformbaren Tiefziehmaterials gefördert wird – ähnlich der Wirkung einer Pumpe.
Insgesamt kommt der Wirkstoff so direkt und konzentriert vor allem an die Zahn-

oberflächen und verteilt sich nicht wie die Spüllösung auf der gesamten oralen Mukosa. Daher ist bei der Gel-Darreichung auch mit geringeren Geschmacksirritationen zu rechnen. Wichtig ist aber der direkte Kontakt mit den Zähnen, da das Gel gegenüber der Spüllösung eine geringere Diffusionsfähigkeit besitzt (*Saxén* et al. 1976). Um eine optimale Wirkung zu erzielen, sollte eine solche intensive Chlorhexidinkur täglich über einen Zeitraum von zwei Wochen durchgeführt werden. Vergleicht man die Dosierung beider Trägermedien, so kann man sagen: 2 cm des 1%igen Gels entsprechen 10 ml einer 0,2%igen Spüllösung; wirksam sind in beiden Fällen 20 mg Chlorhexidin (*Lang & Brecx* 1986).

Ist die erforderliche Mitarbeit des Patienten beziehungsweise seiner Eltern über zwei Wochen nicht zu erzielen, so kann man eine Chlorhexidingel-„Roßkur" versuchen. Dabei kaut der Patient an zwei aufeinanderfolgenden Tagen je dreimal für fünf Minuten auf den mit Gel beschichteten Schienen. Dazwischen sollte er mit Wasser ausspülen.

Bei Kleinkindern sind Verfahren, bei denen Gelträger verwendet werden, in aller Regel nicht zweckmäßig, da sich zu junge Patienten gegen alle Fremdkörper, die in den Mund eingeführt werden, sträuben und zudem das Gel verschlucken. Bei solchen Kindern ist das Auftragen des Gels mit Wattestäbchen (bzw. das Einbürsten) besser geeignet.

Nach einer Chlorhexidinkur, wie sie vorangehend beschrieben wurde, geht der Mutans Streptokokken-Wert rasch zurück und bleibt für die nächsten zwei bis vier Monate auf einem niedrigen Niveau (*Emilson* 1981; *Ostela* et al. 1990). Man gewinnt so genügend Zeit, um in der Folge durch Motivation und Instruktion zur Zahnpflege, Ernährungslenkung sowie gegebenenfalls durch Fluoridierungsmaßnahmen diesem Keim langfristig die ökologische Nische zu entziehen. Gleichzeitig sollte natürlich auch eine eventuell notwendige Sanierung mit Füllungen erfolgen.

Diese Chlorhexidinintensivkur ist aber wirklich in vollem Umfang (sechs Anwendungen auf zwei Tage verteilt) durchzuführen. In der bereits zitierten Studie von *Ostela* et al. (1990) zeigte sich nämlich, daß sich bereits bei erstmaliger Anwendung des Gels nach einem Tag keine Mutans-Streptokokken mehr an die Plastikstäbchen des Dentocult® SM strip mutans-Testes anheften. Trotzdem wurden bei Anzüchtung auf einem Mitis Salivarius-Agar Mutans-Streptokokken nachgewiesen. Daher sollte man sich durch ein negatives Dentocult® Testergebnis nach einmaliger Anwendung des Chlorhexidin-Gels nicht dazu verleiten lassen, die weitere Behandlung mit Chlorhexidin abzubrechen.

Unabhängig von den im Einzelfall erfolgenden Mundhygienemaßnahmen sollte die Zahl von S. mutans in bestimmten Intervallen kontrolliert werden. Dieses ist besonders während einer kieferorthopädisch-orthodontischen Behandlung wichtig, da sich S. mutans durch Retentionsnischen in Form von Bändern und Brackets schnell wieder ansiedeln kann (*Lundström & Krasse* 1987).

Wie jüngst eine In-vitro-Studie zeigte, kann der antimikrobielle Effekt von Chlorhexidingel durch die Kombination mit einem Fluoridgel noch gesteigert werden; die Kombination mit einem Aminfluorid war hierbei einer mit Natriumfluorid überlegen (*Ostela & Tenovuo* 1990). Allerdings wurden bei dieser Untersuchung S. mutans und S. sobrinus am stärksten durch eine hochdosierte Kombination aus Amin- und Zinnfluorid (1,2% Fluorid in toto) ohne Chlorhexidin gehemmt. Diese in vitro gewonnenen Ergebnisse warten aber noch auf ihre Bestätigung in vivo.

Insgesamt ist Chlorhexidin ein probates gingivitis- und kariesreduzierendes Medikament. Es sollte vor allem bei Patienten mit einem hohen Kariesrisiko sowie bei anders nicht zu beherrschenden, aktiven Erkrankungszuständen der oralen Hart- und Weichgewebe angewendet werden. Obgleich die Gefahr einer Heranzüchtung resistenter Bakterienstämme nicht beson-

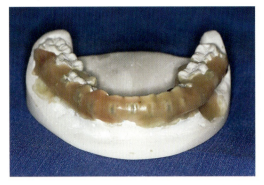

Abb. 5-48 a Herstellung eines individuellen Medikamententrägers zur Applikation von Chlorhexidindigluconat bei einem Multibandpatienten. Die Gebiete um die Brackets, Bänder und Bögen herum werden mit Wachs ausgeblockt.

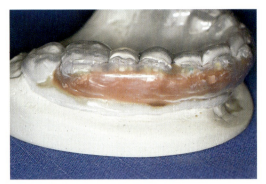

Abb. 5-48 b Aus einem 2,0 mm dicken, plastischen Tiefziehmaterial wird anschließend der Medikamententräger hergestellt.

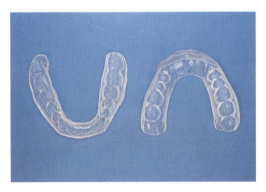

Abb. 5-48 c Fertige Medikamententräger in Form von Tiefziehschienen für Ober- und Unterkiefer (hier für einen Patienten in der Retentionsphase).

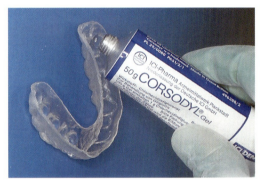

Abb. 5-48 d Chlorhexidingel wird in eine individuell hergestellte Tiefziehschiene appliziert.

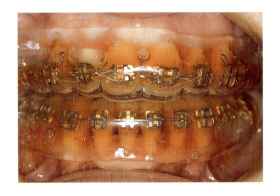

Abb. 5-48 e Während der Chlorhexidingelapplikation kaut der Patient für fünf Minuten auf den Tiefziehschienen. Um den gesamten Vorgang besser sichtbar zu machen, wurde das an sich farblose Gel hier orange eingefärbt.

ders hoch erscheint, sollte die Anwendung dennoch immer nur kurzdauernd sein.

5.3.3.3 Sanguinarin

In den letzten Jahren ist ein weiterer Antiplaquewirkstoff getestet worden, der bereits seit mehr als 100 Jahren in der Homöopathie Anwendung findet: Sanguinarin. Dieser Stoff ist ein pflanzliches Alkaloid aus der Wurzel des nordamerikanischen Mohngewächses Sanguinaria canadensis. Der auch als Hustenmittel verwendete Wirkstoff entfaltet seine antimikrobiellen und entzündungshemmenden Eigenschaften über eine reaktionsfähige Iminogruppe (*Bößmann* 1985). Sanguinarin, das als toxikologisch unbedenklich gilt (*Schwartz* 1986), ist Wirkstoff in Spülflüssigkeiten und Zahnpasten (PerioGard®) (Abb. 5–49). Sanguinarin bewirkt in einer Konzentration von 15 µg/ml eine 50%ige Glukoseaufnahmereduktion von S. mutans und ist darüber hinaus auch gegen S. sanguis und Aktinomyzeten wirksam (*Eisenberg* et al. 1985). Nachdem es angewendet wurde, kann es in einer minimalen Hemmkonzentration für zwei Stunden in der Plaque nachgewiesen werden, wobei die gesamte orale Mikroflora nicht negativ beeinflußt wird (*Southard* et al. 1984; *Dzink* & *Socransky* 1985).

Um seine Wirksamkeit objektiv zu bestimmen, wurde die Plaquehemmung von Sanguinarin gegenüber Plazebopräparaten in verschiedenen klinischen Experimenten getestet. Dabei verringerten sich die Plaque-Indizes zwischen 20% und 57% (*Lindhe* 1984; *Nygaard-Østby* & *Persson* 1984; *Southard* et al. 1984; *Hannah* et al. 1989). In einer neuen Untersuchung von *Grossman* et al. (1989) prüfte man sechs Monate lang an 481 Erwachsenen die Wirkung verschiedener Antiplaquewirkstoffe. Zwar wurde auch hier für Sanguinarin eine signifikante Plaquereduktion ermittelt, sie lag aber nur 12% über der des Plazebopräparates und hatte keinen Effekt auf Gingivitis oder gingi-

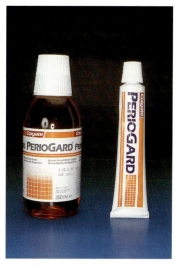

Abb. 5-49 Sanguinarin in Mundspüllösung und Zahnpaste (PerioGard®). Die Zahnpaste enthält zusätzlich Natriummonofluorphosphat.

vale Blutungen. Dagegen erzielte Chlorhexidin bei allen beobachteten Parametern die beste Wirkung. Entgegengesetzte Ergebnisse erbrachte eine Studie von *Wennström* und *Lindhe* (1986), die bei parodontologisch behandelten Patienten hinsichtlich der Gingivitis keinen Unterschied zwischen Chlorhexidin und Sanguinarin fanden.

Obgleich Sanguinarin im Vergleich zu Chlorhexidin eine geringere Plaquereduktion bewirkt, ist es eventuell doch als ein Alternativpräparat zum Chlorhexidin anzusehen, vor allem weil bei ihm bisher keine Nebeneffekte bekannt sind (*Svanbom* & *Davison* 1987). Ein weiterer Grund ist, daß von einer deutlichen plaque- und gingivitisreduzierenden Wirkung des Sanguinarins bei Patienten berichtet wurde, die festsitzende kieferorthopädische Geräte trugen (*Palcanis* et al. 1986). Auch in einer Studie von *Hannah* et al. (1989) bei 24 Multibandpatienten zeigte sich, daß die gleichzeitige tägliche Anwendung einer sanguinarinhaltigen Zahnpaste sowie einer sanguinarinhaltigen Spüllösung die Plaque nach sechs Monaten um 57% gegenüber dem Ausgangsbefund reduziert hatte; Gingivitis verringerte sich um 60%, Sulkusblutungen um 45%. In einer Vergleichsgruppe (mit einem Plazebopräparat) lagen die Reduktionen lediglich bei 27% (Plaque), 21% (Gingivitis) bzw. 30% (Sulkusblutungen). Besonders günstig soll der Effekt von Sanguinarin sein, wenn es direkt in den Zahnfleischsulkus gelangt. Das kann sowohl durch sanguinarinhaltige Zahnpaste mittels einer Sulkuszahnbürste als auch durch eine Spüllösung mittels einer Kanüle erreicht werden (*Svanbom & Davison* 1987).

5.3.3.4 Andere Präparate zur Plaquehemmung

Vor einigen Jahren kam mit großem Werbeaufwand eine Spüllösung auf den Markt, die von sich behauptete, „den Zahnbelag zu entfernen, schon vor dem Zähneputzen zu wirken und auch dort zu wirken, wo die Zahnbürste nicht hinkommt". Diese Spüllösung mit dem Namen Plax® enthält im wesentlichen Natriumbenzoat, Polysorbat 20 und Natriumlaurylsulfat, was als benetzendes Mittel ebenfalls in vielen Zahnpasten enthalten ist. Plax® soll vor dem Zähneputzen angewendet werden. Der Hersteller wirbt damit, daß dadurch Zahnbeläge und auch Verfärbungen mit dem nachfolgenden Zähnebürsten besser entfernt werden könnten; zudem „wirkt es auch dort, wo die Zahnbürste nicht hinkommt". In klinischen Untersuchungen jedoch, bei denen die Anwendung sowohl im häuslichen Bereich ohne Kontrolle als auch in der Klinik mit Kontrolle durchgeführt wurde, erwies sich Plax® bezüglich der Hemmung der Plaquebildung nicht effektiver als Wasser (*Grossman* 1988; *Singh* 1990). Daher muß den Patienten, die sich im Glauben der Werbung („Zahnspülung gegen Zahnbelag", „wirkt auch dort, wo die Zahnbürste nicht hinkommt") auf die plaquereduzierende Wirkung verlassen und eventuell die mechanische Zahnreinigung vernachlässigen, vom Kauf dieser Spüllösung abgeraten werden. Als direkte Kontraindikation ist die Anwendung von Plax® bei gleichzeitiger Spülung mit Chlorhexidin anzusehen, da dessen antibakterielle Wirkung durch das Natriumlaurylsulfat drastisch reduziert wird (*Imfeld & Saxer* 1990). Zudem werden größere Mengen von Natrium durch die oralen Gewebe resorbiert, was bei Patienten, die eine natriumarme Diät einhalten, Probleme bereiten kann (*Wagner* et al. 1989).

Einer anderen Spüllösung (Reach® Antiplaque) (Abb. 5–50) wurde hingegen ein plaquehemmender Effekt bescheinigt, der auf dem Inhaltsstoff Cetylpyridiniumchlorid (0,05%) beruht (*Ashley* et al. 1984). Positiv bei dieser Spüllösung ist, daß sie zusätzlich 0,05% Natriumfluorid enthält und somit bei täglicher Anwendung eine ausreichende lokale Fluoridzufuhr gewährleistet.

Cetylpyridinium ist eine quartäre Ammoniumverbindung und wurde bereits in den sechziger Jahren als plaquehemmendes Präparat empfohlen (*Sturzenberger & Leonard* 1969). Während *Bonesvoll & Gjermo* (1978) berichteten, daß der plaquehemmende Effekt bei viermaliger Spülung pro Tag mit einer 0,08%igen Cetylpyridinium-Lösung jenem von Chlorhexidin nahekäme, wird dies von anderer Seite bestritten (*Mandel* 1988). Offenbar kann Cetylpyridinium nicht in den Interdentalraum eindringen, um dort Plaque und die interdentalen Entzündungen zu reduzieren (*Finkelstein* et al. 1990). Als Zusatzstoff zur Zahnpaste ist dieser Stoff nicht wirkungsvoller als eine herkömmliche Fluorid-Zahnpaste (*Addy & Moran* 1989). Allerdings erhöhen sich in der Plaque während der Anwendung einer Cetylpyridinium-haltigen Spüllösung die Konzentrationen von Kalzium, anorganischem Phosphor und Protein (*Ashley* et al. 1984). Dies wird darauf zurückgeführt, daß die Plaque nun eher dem Speichel zugänglich ist. Trotzdem muß auch bei dieser Spüllösung davor gewarnt werden, sich allein auf deren plaquehemmende Wirkung zu verlassen, die sicherlich geringer ist als jene von Chlorhexidin. Die mechanische Plaquebeseitigung mittels Zahnbürste und Hilfsmitteln zur Säuberung des Interdentalraums bleibt unerläßlich und stellt die Grundlage der Prävention dar. Chemische Substanzen, die antimikrobiell wirken oder die Anheftung von Bakterien an der Zahnoberfläche herabsetzen beziehungsweise die Plaquestruktur modifizieren, können nur als zusätzliche Hilfsmittel bei der Plaquebeseitigung angesehen werden.

An dieser Stelle ist auch klarzustellen, daß die Effizienz aller antimikrobiellen Maßnahmen wesentlich von der Mundhygiene des einzelnen abhängt. Sind anfänglich die S. mutans-Werte sehr hoch und ist der Patient schlecht motiviert und betreibt infolge dessen eine unzureichende Oralhygiene, so muß man ein Präparat applizieren, daß ein hohes Wirkungsspektrum besitzt, um überhaupt einen Effekt festzustellen. Ist jedoch eine gute Motivation vorhanden, so kann auch schon ein Präparat geringerer Aktivität helfen. Dies wird in einer Studie von *Zickert* et al. (1982) deutlich. Von 101 Kindern im Alter von 13 bis 14 Jahren wurden 48 Probanden der Testgruppe zugeordnet, da bei ihnen S. mutans-Werte über 250 000 KBE/ml Speichel gefunden wurden. Diese Probanden wurden anschließend zwei Wochen lang täglich mit 1%igem Chlorhexidin-Gel behandelt. Danach wurden regelmäßig im Abstand von vier Monaten Speichelproben genommen. Nach drei Jahren waren bei den Kindern, die der Kontrollgruppe (ohne spezifisch antimikrobielle Behandlung) angehörten, insgesamt 20,8 neue kariöse Läsionen zu finden, gegenüber 3,9 in der Testgruppe (Chlorhexidingel-Therapie).
Als eine der fast unzähligen Untersuchungen über die kariesprotektive Wirkung eines Fluoridgels sei die Arbeit von *Loesche* (1982) genannt. Als Folge einer unkontrollierten, eine Woche dauernden Applikation von 1,23%igem Fluoridgel im Abstand von sechs bis acht Monaten konnte bei Kindern im frühen Wechselgebiß eine

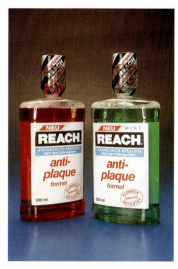

Abb. 5-50 Reach® anti-plaque zur Plaquehemmung; es enthält Cetylpyridiniumchlorid sowie Natriumfluorid.

30%ige Kariesreduktion der Okklusalflächen der 1. Molaren (gegenüber einer Kontrollgruppe) erreicht werden. Dies wurde teilweise damit begründet, daß die zugeführten Fluoride die S. mutans-Besiedlung auf den Milchzähnen so weit reduzierten, daß die gerade erst durchgebrochenen Molaren nicht von einer kariogenen Flora gefährdet wurden.

Ein ganz anderer Ansatz der Kariesprophylaxe ist die Verringerung des Kariesrisikos bereits bei schwangeren Frauen. Seitdem bekannt ist, daß Mütter mit hohen S. mutans-Werten diesen Keim auf ihre neugeborenen Kinder übertragen können (*Köhler & Bratthall* 1978), wurde durch strikte mechanische und chemische Präventivmaßnahmen (Chlorhexidin) versucht, S. mutans bei den Müttern zu beseitigen oder zumindest zu verringern. Das Ergebnis dieser Bemühungen war überraschend gut: Alle nachfolgend geborenen Kinder hatten geringe S. mutans-

Werte, und so blieb auch die eigentlich zu erwartende Karies weitestgehend aus (*Köhler* et al. 1983).
Gerade bei Kleinkindern zieht die frühe Besiedlung der Plaque mit S. mutans einen baldigen und ausgedehnten Kariesbefall des Milchgebisses nach sich (*Alaluusua & Renkonen* 1983). Daher wäre eine routinemäßige Untersuchung schwangerer Frauen bezüglich des Vorhandenseins von S. mutans sehr sinnvoll, um durch Behandlung bei entsprechend hohen Werten eine nachfolgende S. mutans-Infektion des Kindes zu verhindern. Eine solche S. mutans-Bestimmung im Speichel wird werdenden Müttern bereits am Universitätsklinikum in Zürich angeboten. So wird Prophylaxe endlich an den Wurzeln der Erkrankung Karies betrieben; *Suhonen* und *Tenovuo* (1989) sprechen in diesem Zusammenhang von der **Primär-Primär-Prophylaxe** – ein neuer höchst interessanter und erfolgversprechender Ansatz der Kariesprävention.

5.3.4 Mechanische Maßnahmen

Mit den präventiven Maßnahmen geht natürlich eine andauernde Überwachung der Zähne und der Gingiva einher, um gegebenenfalls frühzeitig mit restaurativ-kurativen Maßnahmen einzugreifen.
Die Kariesdiagnostik und die daraus abgeleiteten Therapieentscheidungen haben jüngeren Untersuchungen zufolge eine neue Qualität erreicht. Das „Herumstochern" in beginnenden kariösen Läsionen oder in Fissuren ist danach kontraindiziert. Zum einen kann man dabei mit der Sonde kariogene Keime verschleppen, zum anderen würde man bei Initialläsionen infolge eines Einbrechens durch die noch intakte Schmelzoberschicht in die kariös veränderte Unterschicht die Möglichkeit einer Remineralisation verhindern (*Bergman & Lindén* 1969) und damit die Voraussetzung für das Fortschreiten isolierter kariöser Läsionen schaffen (*Ekstrand* et al. 1987).
Bei Fissuren ist darüber hinaus ein „Klebenbleiben" am Eingangstrichter noch längst kein sicheres Zeichen für eine Fissurenkaries (*König* 1987). Bei deren Diagnose sollte man sich eher auf eine visuelle Inspektion verlassen, welche durch eine sorgfältige Plaqueentfernung erleichtert wird. *Downer* (1975) stellte eine gute Übereinstimmung zwischen der visuellen klinischen Diagnose und den entsprechenden histologischen Veränderungen fest (Abb. 5–51). Das Durchleuchten des Kauflächenbereichs mittels eines Kaltlichtgerätes von zervikal kann die Diagnose zusätzlich erleichtern (*Pienihäkkinen* 1990).
Bei der Diagnose von Approximalkaries kommt Bißflügelaufnahmen eine besondere Bedeutung zu (Abb. 5–52 a und b). Doch angesichts des Wissens um bestehende Remineralisationsmöglichkeiten muß auch hier umgedacht werden (*Naujoks* 1981; *Einwag* 1987). So zeigten *Bille und Thylstrup* (1982), daß mehr als die Hälfte der im Röntgenbild als behandlungsbedürftig angesehenen kariösen Läsionen makroskopisch keine Kavitation aufwiesen. Weiterhin fand *Gröndahl* (1979) bei seiner Studie heraus, daß sich über ein Drittel der als Schmelzkaries diagnostizierten Läsionen während eines Sechsjahreszeitraumes nicht über die Schmelz-Dentin-Grenze hinaus ausdehnten. So ist die Entscheidung über präventives oder kuratives Vorgehen nicht mehr so einfach zu fällen wie früher. Eine Entscheidungshilfe kann hierbei jedoch auch wieder die Bestimmung des aktuellen Kariesrisikos sein.
Lehnt ein Patient Röntgenaufnahmen zur Diagnostik eines möglichen kariösen Befalls seiner Approximalflächen ab, so kann auch ersatzweise ein **Faseroptik-Transilluminationsgerät** (Foti) (z.B. Flexmed®), verwendet werden (Abb. 5–53). Das Kaltlicht tritt durch einen um 90° abgewinkelten, nur 0,5 mm breiten zugespitzten Ansatz aus. Gesunde, normal mineralisierte Zahnsubstanz kann Licht durchlassen, das unterhalb des Kontaktbereichs einstrahlt, so daß man von der Okklusalfläche her den Schmelz, die Schmelz-Dentin-Grenze sowie das Dentin identifi-

Maßnahmen zur Reduktion kariogener Keime

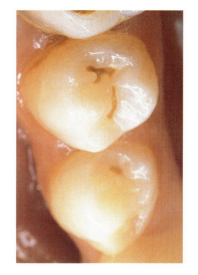

Abb. 5-51 2. Prämolar im Unterkiefer, dessen verfärbte Fissur irreversibel kariös geschädigt ist. Die helle Farbe des kariösen Prozesses spricht für eine floride Karies. Die weißlich aufgehellten Randbezirke weisen auf einen unterminierenden Prozeß hin.

Abb. 5-52 Bißflügelaufnahmen sind für die vollständige Diagnostik von Approximalkaries unentbehrlich.

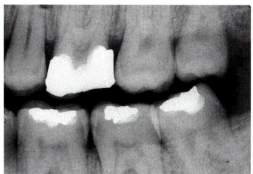

Abb. 5-52 a Mesial und distal des Zahnes 3 6 sowie mesial des Zahnes 3 7 ist eine Karies bereits bis ins Dentin vorgedrungen. Der Zahn 2 7 weist mesial eine Karies auf, die auch bereits geringfügig bis in das Dentin hineinreicht. Darüber hinaus ist an Zahn 2 6 distal ein Füllungsüberhang festzustellen, der möglicherweise zu einem geringen Höhenabbau des interdentalen Knochens geführt hat.

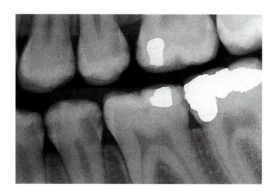

Abb. 5-52 b Distal des Zahnes 3 4, mesial und distal des Zahnes 3 5 sowie distal des Zahnes 2 5 ist eine profunde Karies zu diagnostizieren, die im Dentin lokalisiert ist und sich am Zahn 3 5 distal bereits in den inneren Bereich des Dentins erstreckt. An Zahn 3 6 mesial und distal sowie an den Zähnen 2 4 distal, 2 6 mesial und distal sowie 2 7 mesial ist die Karies noch auf den Schmelz beschränkt. Bei dieser Patientin sind aufgrund des überdurchschnittlichen Kariesrisikos, das sich in einem hohen Mutans Streptokokken-Wert (>10^6 KBE) niederschlägt, auch diese Schmelzläsionen schon durch Füllungen zu therapieren, statt eine Remineralisation zu versuchen.

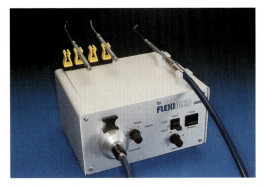 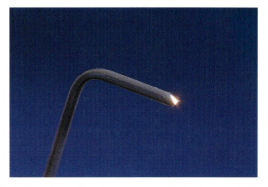

Abb. 5-53 Faseroptik-Transilluminationsgerät (Foti) (Fleximed®) mit einem um 90° abgewinkelten, nur 0,5 mm breiten und für den Approximalraum zugespitzten Ansatz zur Kariesdiagnostik. Das Gerät kann zusätzlich zur Plaquediagnostik eingesetzt werden, wenn fluoresceinhaltige Plaquefärbemittel verwendet werden. Für die Polymerisation von Kompositmaterialien gibt es einen Ansatz mit breiterem Querschnitt.

zieren kann (Abb. 5–54 a). Wenn jedoch Karies die Integrität der kristallinen Struktur zerstört hat, kann das Licht nicht ungebrochen penetrieren. Der Lichtstrahl wird dann so gestreut, daß eine kariöse Läsion als dunkler Schatten erscheint (Abb. 5–54 a und b). Nach *Mitropoulos* (1985) kann man mit dieser Methode im Vergleich zur Bißflügelaufnahme 73% aller Approximalläsionen mit Dentinbeteiligung diagnostizieren. *Stephen* et al. (1987) kamen bei ihrer Untersuchung von 52 000 Approximalflächen dagegen nur auf eine Trefferquote von knapp 50%.

Doch treten bei der Verwendung des Foti auch Schwierigkeiten auf. So verlangt die visuelle Interpretation ein gehöriges Maß an Erfahrung, mehr noch als bei der Interpretation von Bißflügelaufnahmen. Leicht ist man dazu verführt, jegliche Unregelmäßigkeit des Schmelzes als Karies zu diagnostizieren, was eine Überschätzung wäre. Andererseits können gefüllte Approximalflächen an den ihnen gegenüberliegenden Flächen zu falschen Interpretationen führen; Amalgamfüllungen lassen das Licht nicht durchtreten und reflektieren es in den Nachbarzahn, so daß Lichtfragmentierungen einen Schatten erzeugen können, obgleich keine Karies vorliegt.

Eine andere Schwierigkeit besteht in der richtigen Dosierung der Lichtintensität: Eine zu hohe Lichtstärke führt zu Überstrahlungen und Mißinterpretationen, eine zu geringe kann die Zahnhartsubstanz nur unzureichend durchdringen und bei einer vorliegenden kariösen Läsion einen so schwachen Schatten erzeugen, daß dieser eventuell nicht wahrgenommen wird. Ebenso ist die richtige Plazierung des Ansatzstückes wichtig; auf alle Fälle muß der Lichtstrahl unterhalb des Kontaktpunktes auf den Schmelz auftreffen. Außerdem werden in der Regel nur solche Läsionen erkannt, die bereits die Schmelz-Dentin-Grenze erreicht haben; reine Schmelzläsionen können also unerkannt bleiben. Im Vergleich zu Bißflügelaufnahmen gehen weitere diagnostische Informationen verloren, wie etwa Kariesrezidive, Sekundärkaries an Füllungen, Füllungsüberhänge und parodontale Destruktionen. Daher sollten, wenn immer möglich, Bißflügelaufnahmen gemacht werden.

Maßnahmen zur Reduktion kariogener Keime

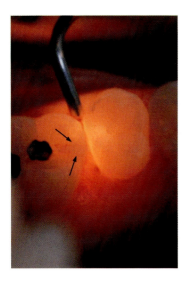

Abb. 5-54 a Untersuchung auf Approximalkaries mit Fleximed®; kariesfreie Approximalfläche bei dem Zahn 1 5 distal, Approximalkaries bei Zahn 1 6 mesial (Pfeile), die sich auch bei der Bißflügelaufnahme bestätigt (siehe Abb. 5-54 b).

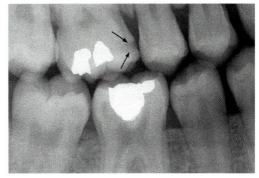

Abb. 5-54 b Bißflügelaufnahme derselben Patientin wie in Abbildung 5-54 a, Approximalkaries bei Zahn 1 6 mesial (Pfeile).

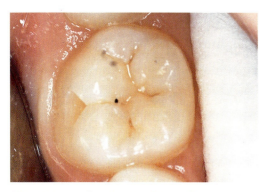

Abb. 5-55 a Situation bei Behandlungsbeginn.

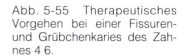

Abb. 5-55 Therapeutisches Vorgehen bei einer Fissuren- und Grübchenkaries des Zahnes 4 6.

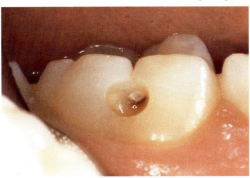

Abb. 5-55 b Nach Präparation der bukkalen Kariesläsion wird der kariöse Einbruch von okklusal sichtbar.

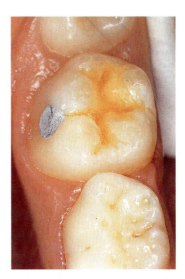

Abb. 5-55 c Versiegelung der Fissur mit Delton®, Füllen des bukkalen Defektes mit Amalgam (unmittelbar nach Füllungslegung).

Für die weitere Behandlung müssen folgende Grundsätze befolgt werden:

1. Sind kariöse Läsionen als therapiewürdig eingestuft worden, so müssen sie unbedingt, eventuell zunächst provisorisch, restauriert werden; dies gilt auch für das Milchgebiß.
2. Restaurationsüberhänge müssen stets beseitigt werden.
3. Ungünstige Approximalraumgestaltungen, die zu permanenter Nahrungsretention führen, müssen vermieden werden.
4. Bei frisch durchgebrochenen Zähnen müssen im Falle eines erhöhten Kariesrisikos (plaqueretentive Fissureneingangstrichter, hohe S. mutans-/Laktobazillen-Werte) die vorhandenen Fissuren und Grübchen versiegelt werden. Jedoch sollte man mit der Versiegelung warten, bis die Okklusalfläche voll durchgebrochen ist.
5. Eine Therapieentscheidungshilfe stellt auch die Karieserfahrung des Synergeten dar.

Zum Gesichtspunkt Fissurenversiegelung ist auszuführen, daß die engen, kompliziert geformten Fissuren unmittelbar nach dem Durchbruch eines Zahnes von Mikroorganismen besiedelt werden; gleichzeitig wird vergärbares Substrat dort hineingepreßt und mechanisch zurückgehalten. Selbst bei sehr guter Mundhygiene können die Kauflächen bestenfalls bis in den Bereich der Fissureneingänge plaquefrei gehalten werden (*Galil & Gwinnett* 1975). Da tiefere Fissurenanteile somit unvermeidlich plaqueretentiv bleiben, können sich dort schnell kariöse Läsionen bilden. Solche Läsionen werden aufgrund der dünnen, unvollständigen Schmelzschicht im pulpanahen Okklusalbereich in kurzer Zeit ins Dentin fortschreiten (*Galil & Gwinnett* 1975) (Abb. 5-55 a bis c). So ist es nicht verwunderlich, daß der Anteil der Okklusalkaries an der gesamten Karies bei 13jährigen 50% beträgt (*Lutz & Schneider* 1978).
Durch die Versiegelung von Fissuren und Zahngrübchen nach dem Zahndurchbruch können diese Risikoflächen vor Karies geschützt werden; ja selbst das Fortschreiten von Initialläsionen kann gestoppt werden (*Leverett* et al. 1983; *Fairhurst* et al. 1986). Jüngst wurden die 15-Jahres-Resultate einer Studie von *Simonsen* (1991) veröffentlicht. Nach einmaliger Applikation eines Fissurenversieglers blieb zwar nur bei 27,6% der Flächen der Versiegler erhalten, doch waren 74% der versiegelten Flächen auch nach 15 Jahren noch kariesfrei. Bei der Kontrollgruppe ohne Fissurenversiegelung zeigten dagegen nur 17,2% der Flächen keine Karies. Trotz der geringen Probandenzahl (24), kann man konstatieren: Unversiegelte Okklusalflächen 1. Molaren haben eine 7,5mal höhere Wahrscheinlichkeit, kariös zu werden als versiegelte. Daher hat das nationale Gesundheitsinstitut der USA (National Institute of Health 1984) die Versiegelung von Fissuren und Foramina als kariespräventive Maßnahme ausdrücklich empfohlen, um „die Karies in der Bevölkerung noch beträchtlich unter die durch Fluoride und andere Maßnahmen bereits erzielte Marge zu senken". Trotz einer höheren Kariesprävalenz in Deutschland sollte man diese schonende Präventivmaßnahme bei entsprechender Indikation regelmäßig einsetzen.

5.4 Überlegungen zur Karies- und Parodontalprophylaxe bei Patienten mit herausnehmbaren Geräten

Im Vergleich zu partiellen oder totalen Prothesen bieten herausnehmbare kieferorthopädische Apparaturen fast immer mehr Retentionsnischen für bakterielle Beläge. Ziel der Oralhygiene von Patienten mit herausnehmbaren Apparaturen muß es daher sein, die Plaque im Munde ebenso zu beseitigen wie jene auf ihren Geräten, um Reinfektionen der gesäuberten Zahnflächen durch unvollständig gereinigte Apparaturen zu vermeiden.

Für die häusliche Spangenreinigung werden vornehmlich zwei Verfahren empfohlen:

1. Reinigung unter fließendem Wasser mit einer Zahnbürste (und Zahnpaste oder Seife) und
2. Reinigung in einem Wasserbad unter Verwendung von selbsttätigen Reinigungstabletten.

Diedrich (1989) fand bei rasterelektronenmikroskopischer Betrachtung nahezu plaquefreie Apparaturen, wenn diese jeden Tag zweimal mit derartigen Zahnspangenreinigern behandelt worden waren. Selbst Retentionsnischen wie der Protrusionsfedern bedeckende Kunststoff und Schraubenspindeln waren praktisch plaquefrei. Seiner Beobachtung nach wurden mit Zahnbürste und Zahnpaste dagegen nur die leicht zugänglichen Ober- und Unterseiten der Plattenkörper gut gesäubert.

Gleichwohl kann die Benutzung selbsttätiger Reinigungstabletten nicht uneingeschränkt empfohlen werden, denn nach *Rabe* et al. (1987) verbleiben 2 bis 3% der Beläge auf den zu reinigenden Geräten, ihre antimikrobielle Wirksamkeit ist zweifelhaft, und es zeigen sich deutliche Korrosionen an Silberlot-Verbindungen (*Rabe* et al. 1986).

Doch wie kommt es zu solch widersprüchlichen Aussagen, wenn dieselbe Frage nach wissenschaftlichen Gesichtspunkten untersucht wird? Eine überzeugende Erklärung für die gegensätzlichen Ergebnisse könnte sein, daß Tablettenreiniger tatsächlich hoch wirksam sind, wenn sie vom ersten Tage an absolut regelmäßig verwendet werden. Hat sich jedoch erst einmal ein gewisser Plaquefilm gebildet, und das wird vermutlich sehr häufig der Fall sein, dann können derartige Reinigungstabletten allein nicht zu einer vollständigen Säuberung einer herausnehmbaren Apparatur führen.

Eine fast uneingeschränkte Entfernung von Belägen gelingt hingegen durch Reinigung von kieferorthopädischen Geräten im Ultraschallbad (*Diedrich* 1989) (Ultraclin®), was allerdings mit erheblichen Kosten für den Patienten verbunden ist. Einen Kompromiß kann in diesem Zusammenhang die Ultraschallreinigung der Apparaturen bei jedem Behandlungstermin darstellen. Eine derart wirksame Reinigung ist auch sinnvoll, um die Infektionskette Patient-Labor-Patient zu unterbrechen, zum Beispiel wenn bereits getragene Geräte repariert werden müssen.

Wie oben geschildert ist es sehr schwierig, herausnehmbare Geräte vollständig von Plaque zu befreien. Es ist daher naheliegend, die Belagsbildung auf Plattenkörpern und benachbarten Zahnflächen durch Chlorhexidin zu hemmen (siehe auch Abschnitt 5.3.3.2). In diesem Zusammenhang ist ein verhältnismäßig neu entwickeltes SRD-Chlorhexidin-Präparat (**S**low-**R**elease-**D**osage) interessant, das – nachdem es auf den Plattenkunststoff aufgetragen wurde – über einen Zeitraum von etwa einer Woche allmählich seinen Wirkstoff freisetzt, ohne wie sonst üblich zu Zahnverfärbungen und/oder Geschmacksbeeinträchtigungen zu führen. Inzwischen wurde die plaquereduzierende Wirkung dieser Medikamentenverbindung sowohl mikrobiologisch als auch klinisch nachgewiesen (*Friedman* et al. 1985; *Zyskind* et al. 1990).

Während das oben erwähnte SRD-Chlorhexidin-Präparat noch nicht im Handel ist, gibt es bereits einen fluoridfreisetzenden PMMA-Kunststoff (Orthocryl® Plus). Durch

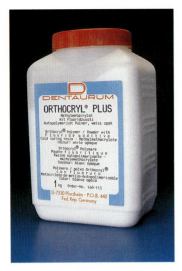

Abb. 5-56 Fluoridhaltiger Kunststoff für die Herstellung herausnehmbarer kieferorthopädischer Geräte; durch die kontinuierliche Freisetzung von Fluorid erfolgt mit der kieferorthopädischen Korrektur gleichzeitig eine Kariesprophylaxe.

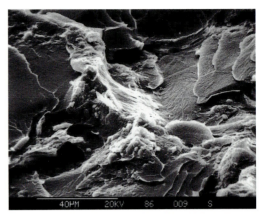

Abb. 5-57 Bruchflächenpräparat einer getragenen Retentionsplatte aus Orthocryl® Plus (mit 10% Kalziumfluorid). Durch eine gewisse Gefügeauflockerung des Kunststoffes (sogenannte Verwitterungsspalten) wird eine kontinuierliche Fluoridionenfreisetzung über einen langen Zeitraum sichergestellt. Dabei diffundieren Fluoridionen selbst aus tieferen Materialschichten an die Oberfläche.

eine allmähliche Abgabe von Kalziumfluorid über viele Monate wird eine dauerhafte, niedrige Fluoridkonzentration im Speichel sichergestellt (Abb. 5–56 und 5–57); das bedeutet gleichzeitig gute Voraussetzungen zur Remineralisation initialer Schmelzdefekte (*Miethke & Newesely* 1987, 1988) (siehe auch 5.3.3.1).

In diesem Sinne ist eine kieferorthopädische Behandlung mehr als nur die Korrektur von Zahn- und Kieferfehlstellungen, denn sie wirkt automatisch gleichzeitig im Sinne einer Kariesprophylaxe.

5.5 Überlegungen zur Karies- und Parodontalprophylaxe bei Multiband-Patienten

Idealerweise ist eine kieferorthopädische Behandlung an sich eine kariesprophylaktische Maßnahme (*Kahl & Schwarze* 1991). Jedem Kieferorthopäden dürfte aber auch bekannt sein, daß nach dem Entfernen von Bändern und Brackets massive Initialläsionen oder bereits fortgeschrittene Schmelzzerstörungen zu sehen sein können (Abb. 5–58). Der einzig sinnvolle Ansatz, um derartige Zustandsbilder zu vermeiden, besteht in einer systematischen kariesprophylaktischen Betreuung.

In der Literatur gibt es eine Fülle von Empfehlungen zu speziellen Prophylaxe-Programmen für Patienten mit festsitzenden Apparaturen (*Zachrisson* 1974; *Zachrisson* 1975; *Clark* 1976; *Shannon* 1981; *Dénes* et al. 1986; *Yeung* et al. 1989; *Berglund & Small* 1990). Doch beginnt Prophylaxe natürlich schon lange vor der eigentlichen kieferorthopädischen Behandlung. Nach *Lundström* et al. (1980) und *Hotz* (1982) kann man in diesem Zusammenhang drei Prophylaxephasen unterscheiden:

1. *Prophylaxemaßnahmen vor der Behandlung*

   Motivation
   Erziehung zur Mundhygiene
   Professionelle Zahnreinigung
   Ernährungslenkung

2. *Prophylaxemaßnahmen während der Behandlung*

   Mundhygienekontrolle
   Fluoridapplikation
   Ernährungslenkung
   Chemische Plaquekontrolle

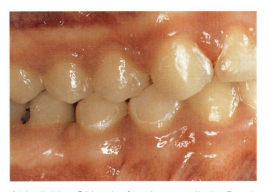

Abb. 5-58 Girlandenförmige zervikale Demineralisationen des Schmelzes an den Zähnen 1 2, 1 3, 4 4 und 4 5 nach Abnahme der Brackets; zusätzlich hyperplastische Papillen als Ausdruck mangelhafter Mundhygiene.

3. *Prophylaxemaßnahmen während der Retention*

   Mundhygienekontrolle
   Fluoridapplikation
   Remineralisation
   Ernährungslenkung

Die stärkste Gefahr für Zahnhartsubstanz und Parodont wurde vom Zeitpunkt der Eingliederung einer festsitzenden Apparatur bis vier Monate danach beobachtet. In diesem Zeitraum steigerten sich auch bei guter Mundhygiene eines Patienten Plaqueansammlung und Gingivitissymptome (*Lundström* et al. 1980, *Pender* 1986). Erst danach sanken die Indizes wieder.
Folglich müßte man ein besonderes Augenmerk auf diesen Zeitpunkt legen. Sich allein am Zeitraum der therapeutischen Intervention zu orientieren, ist verfehlt. Sicherlich erscheint obige Einteilung logisch und sinnvoll. In praxi werden jedoch fast die gesamten Prophylaxeaktivitäten während aller Behandlungsphasen notwendig, und sie sind mehr oder weniger als gleichwertig anzusehen. Zweckmäßiger ist unserer Meinung nach ein vereinfachtes Prophylaxekonzept, das aus folgenden drei Stufen aufgebaut ist:

> 1. Basis-Prävention
>   Mundhygiene mit fluoridhaltiger Zahnpaste, Interdentalbürsten und Zahnseide/Superfloss®
>   Fluorid-Spüllösung
>   Ernährungslenkung
> 2. Zusatz-Prävention
>   Chemische Plaquekontrolle (Chlorhexidin, Sanguinarin)
> 3. Recall
>   Professionelle Zahnreinigung
>   Remotivation / Reinstruktion
>   Bewertung hinsichtlich zusätzlicher Präventionsmaßnahmen

Dieses Konzept bezieht sich nicht nur auf Multibandpatienten, sondern kann im Grunde generell angewendet werden. So sollte jeder Patient eine gewisse Basisprävention betreiben; reicht diese nicht aus, oder sind spezielle karies- oder parodontitisfördernde Umstände vorhanden, so müssen zusätzliche präventive Maßnahmen ergriffen werden. Alles das ist in festen Recallsitzungen immer wieder zu überprüfen und neu zu bewerten.

Um den Schaden für die Zahnhartsubstanz und den Zahnhalteapparat während einer kieferorthopädischen Behandlung so gering wie möglich zu halten, sollten von Anfang an folgende Gesichtspunkte sichergestellt sein:

1. Niedriges Parodontitisrisiko
2. Niedriges Kariesrisiko
3. Versorgung aller kariösen Läsionen
4. Instruktion und Motivation des Patienten
5. Funktionsfähiges Recall-System

5.5.1 Parodontitisrisiko

Werden erwachsene Patienten mit einer bereits manifesten Parodontopathie kieferorthopädisch behandelt, so muß sichergestellt werden, daß die parodontale Erkrankung durch Scaling und Wurzelglättung sowie eine ausgezeichnete Oralhygiene des Patienten ständig unter Kontrolle gehalten wird (*Rateitschak* 1968). Hier empfiehlt es sich, mit einem parodontologisch spezialisierten Kollegen zusammenzuarbeiten, um eventuelle parodontale Komplikationen von vornherein auszuschließen (Abb. 5–59 a und b).

Eine kieferorthopädische Behandlung im Anschluß an eine parodontale Therapie muß das Parodont nicht beeinträchtigen, sofern eine wirksame Plaquekontrolle und Nachsorge gesichert ist (*Ramfjord* 1985). Sind diese Voraussetzungen nicht gegeben, so sind schnelle parodontale Destruktionen vorprogrammiert. Meist wird es der Kieferorthopäde mit Patienten zu tun haben, die an einer langsam verlaufenden Parodontitis des Erwachsenen leiden. Sie entwickelt sich zwischen dem 30. und 40. Lebensjahr allmählich aus einer Gingivitis und macht rund 95% aller Parodontitiden aus. Dabei sind besonders die Molaren und in zweiter Linie die Frontzähne betroffen. Zunächst verläuft der Knochenschwund horizontal mit Zahnfleischtaschen; später kommt es zu vertikalen Einbrüchen.

Nur etwa 5% aller Parodontitiden sind jene des schnell fortschreitenden Typs, der zwischen dem 20. und 30. Lebensjahr beginnt und besonders Frauen betrifft. Schweregrad und Verlauf sind sehr unterschiedlich; immer kommt es aber durch spezifische Mikroorganismen zu akuten Schüben mit zum Teil tiefen vertikalen Knochentaschen. Patienten, die an einer derartigen rasch fortschreitenden Parodontitis leiden, sollten im allgemeinen von einer kieferorthopädischen Behandlung ausgeschlossen werden.

Auch die fortgeschrittene juvenile Parodontitis, die durch einen schnellen und beträchtlichen Knochenverlust im Bereich der Schneidezähne und 1. Molaren gekennzeichnet ist, stellt für eine erfolgreiche kieferorthopädische Behandlung ein erhebliches Risiko dar (*Baer & Everett* 1975; *Rateitschak* et al. 1988 a und b). Allerdings macht diese Erkrankung nur ungefähr 0,1% aller Parodontitiden aus; Mädchen sind viermal häufiger betroffen als Jungen. Da sie aber bereits in der

Abb. 5-59 a und b Patient mit generalisiertem horizontalen Knochenabbau. Auch bei fortgeschrittenen Parodontopathien lassen sich kieferorthopädisch Zahnstellungskorrekturen durchführen, sofern mit leichten, gezielten Kräften behandelt wird. Voraussetzung ist jedoch ein entzündungsfreies Parodont, das nur durch eine vorausgehende systematische Parodontaltherapie und ein begleitendes engmaschiges Recallsystem erreicht wird.

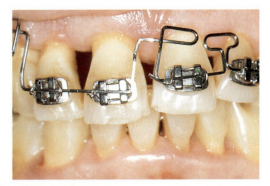

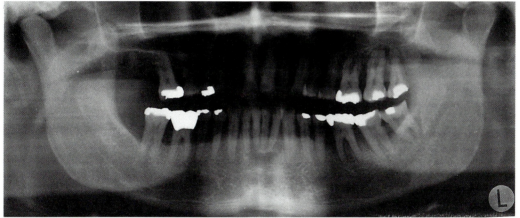

Pubertät beginnt, kann manchmal der Kieferorthopäde der erste sein, der auf Röntgenaufnahmen den starken vertikalen Knochenverlust bei den Schneidezähnen und den 1. Molaren im Ober- und Unterkiefer feststellt.

Obgleich im jugendlichen Alter, auch während einer kieferorthopädischen Behandlung, parodontale Probleme in geringem Umfang oder gar nicht auftreten (*Zachrisson & Alnæs* 1973; *Alstad & Zachrisson* 1979), muß der Kieferorthopäde doch stets die eventuelle Entwicklung parodontaler Läsionen frühzeitig erkennen und diese beseitigen.

Ein häufiges Problem sind dagegen gingivale Hyperplasien, die nicht nur bei der Lingualtechnik festzustellen sind. Die Abbildungen 5–60 a bis d zeigen ausgeprägte gingivale Hyperplasien an sämtlichen Oberkieferfrontzähnen bei einem 11jährigen Jungen. Nach Sondierung mit einer Parodontalsonde waren leicht Blutungen provozierbar, welche die akute Entzündung des Zahnfleisches anzeigten. Trotz professioneller Zahnreinigung in zweiwöchentlichen Abständen und Anwendung von Chlorhexidin war eine Besserung nicht zu erreichen. In diesem Falle mußte eine Gingivektomie durchgeführt werden, um adäquate, vom Patienten zu reinigende Verhältnisse herzustellen.

Um im frühen Stadium gingivale und parodontale Probleme zu erkennen, ist routinemäßig die Blutungstendenz des Parodontiums mittels einer Parodontalson-

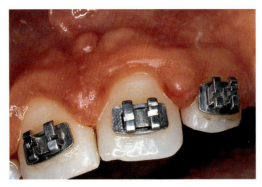

Abb. 5-60 a Gingivahyperplasie bei einem 11jährigen Jungen an den Oberkieferschneidezähnen.

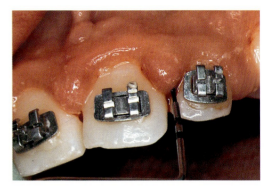

Abb. 5-60 b Derselbe Patient wie in Abbildung 5-60 a; eine Sondierung zwischen den Zähnen 2 1 und 2 2 ergibt eine (Pseudo-)Tasche von etwa 5,0 mm.

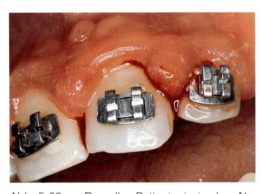

Abb. 5-60 c Derselbe Patient wie in den Abbildungen 5-60 a und b; eine starke interdentale Blutung spricht für den fortgeschrittenen Entzündungsgrad des marginalen Parodontiums.

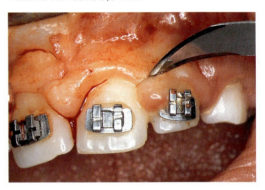

Abb. 5-60 d Derselbe Patient wie in den Abbildungen 5-60 a bis c; Zustand während Gingivektomie.

de zu beurteilen, ebenso die Sulkus- und Taschentiefen (*Haffajee* et al. 1983). Ein blutendes Parodontium ist immer mit einem entzündlichen Geschehen vergesellschaftet und verdient erhöhte Aufmerksamkeit.

Zum Thema Parodontologie sei dem interessierten Leser ein sehr gutes Nachschlagewerk empfohlen, in dem er in hervorragender Weise, nicht zuletzt durch die exzellente Bebilderung, ein Gespür für die parodontologischen Aspekte der Zahnheilkunde bekommt (*Rateitschak* et al. 1989).

Zum Thema Kieferorthopädie und Parodontologie sei auf das von *Hösl* et al. (1985) herausgegebene Buch verwiesen, das aus einer internationalen Konferenz hervorging, bei der namhafte Mikrobiologen, Parodontologen und Kieferorthopäden vielfältige Aspekte und Beziehungen dieser beiden Fachgebiete herausarbeiteten.

5.5.2 Bestimmung des Kariesrisikos

Ein hohes Kariesrisiko liegt vor, wenn einer der nachfolgenden Punkte zutrifft:

1. S. mutans > 1 000 000 KBE/ml Speichel,
2. floride Karies – Caries alba (viele Initialläsionen),
3. viele süße Zwischenmahlzeiten,
4. Laktobazillen > 100 000 KBE/ml Speichel,
5. hohe Plaquebildungsrate.

Folgender drastischer Fallbericht soll das Zusammenspiel von kariogener Flora und Kariesrisiko verdeutlichen (Abb. 5–61 a bis e): Ein 16jähriger Patient wurde uns von einem praktisch tätigen Zahnarzt zur Weiterbehandlung überwiesen. Der Patient weist zahllose Initialläsionen und etablierte Läsionen an den Glattflächen auf; jede Approximalfläche der Seitenzähne ist bereits gefüllt (meist insuffizient) oder noch kariös, ebenfalls die Oberkieferfrontzähne sowie die Approximalfläche eines Unterkieferfrontzahnes. Ein unterer 1. Molar ist so stark zerstört, daß nur die Extraktion als Therapie übrigbleibt. Die Gingiva zeigt dagegen lediglich geringe Entzündungserscheinungen, der Gingiva-Blutungs-Index ist im niedrigen Bereich. Bei der Mundhygiene läßt nur die Approximalraumpflege zu wünschen übrig; dort ist der Plaquebefall entsprechend hoch. Bei der Frage nach der Häufigkeit von Süßigkeitenverzehr gibt der Patient an, nicht übermäßig viel Süßes zu essen. Alle klinischen Anzeichen sprechen für ein sehr hohes aktuelles Kariesrisiko, die relativ gute Mundhygiene sowie die Angaben des Patienten über seine Ernährung dagegen für ein geringes. Daher werden Speicheltests zur Quantifizierung von Mutans Streptokokken und Laktobazillen gemacht – wohl wissend, daß die zahlreichen Retentionsnischen (kariöse Läsionen, ungenügende Restaurationen) die Testergebnisse für Laktobazillen erhöhen. Es könnte nämlich sein, daß das Kariesrisiko in der unmittelbaren Vergangenheit sehr hoch war, jetzt aber durch entsprechende Mundhygienemaßnahmen (mechanisch-chemisch) und Ernährungsumstellung gesunken ist. Tatsächlich aber bestätigen die Ergebnisse der Speicheltests die klinischen Beobachtungen: Mutans Streptokokken > 10^6 KBE, ebenso Laktobazillen > 10^6 KBE. Somit treffen fast alle oben genannten Indikatoren für ein hohes Kariesrisiko zu. Deshalb wurde eine Chlorhexidingel-Behandlung mit Medikamententrägern eingeleitet. Einen Monat nach sechsmaliger Anwendung à je fünf Minuten sind zunächst Mutans Streptokokken im Speichel nicht mehr nachweisbar. Durch entsprechende Motivation, Ernährungsberatung, Putzinstruktionen und nicht zuletzt Therapie der bereits eingetretenen Schäden muß das Kariesrisiko nun **dauerhaft** gesenkt werden. Dies ist insbesondere vor einer kieferorthopädischen Behandlung unumgänglich.

Ehe also mit einer kieferorthopädischen Korrektur begonnen werden kann, muß zunächst ein erhöhtes aktuelles Kariesrisiko mittels Ernährungslenkung und Chlorhexidingel beträchtlich gesenkt werden. Danach ist sicherzustellen, daß die Keimzahlen auch weiterhin auf niedrigem Niveau bleiben, was durch wiederholte Bestimmungen (z.B. halbjährlich) überprüft werden muß. Es hilft nur wenig, wenn zu irgendeinem Zeitpunkt vor oder während der Behandlung ein isolierter Test gemacht wird, der auf ein geringes Kariesrisiko schließen läßt.

5.5.3 Versorgung kariöser Läsionen

Alle kariösen Kavitäten, auch an Milchzähnen, müssen durch definitive Füllungen oder andere adäquate Maßnahmen (zum Beispiel Beseitigung der Karies durch Ausschleifen, therapeutische Versiegelungen, Konfektionskronen oder Extraktionen) beseitigt werden (Abb. 5–62 a und b).

Hat ein vollständiges Gebiß vier bis sechs Jahre ohne Karieszuwachs überstanden, so ist es weitestgehend „kariesunempfindlich". Die Schwachpunkte der einzelnen Zähne sind entweder kariös geworden

Abb. 5-61 Patient mit aktuell hohem Kariesrisiko: Initialläsionen und etablierte kariöse Defekte an fast allen Glattflächen. Approximal- und Bukkalflächen meist mit insuffizienten Amalgamfüllungen oder provisorischen Füllungen versorgt; besonders der Zahn 4 6 ist stark zerstört. Eine kieferorthopädische Behandlung wäre selbst nach der Versorgung der kariösen Läsionen noch kontraindiziert.

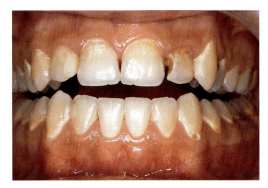

Abb. 5-61 a Intraorale Frontalansicht des Patienten.

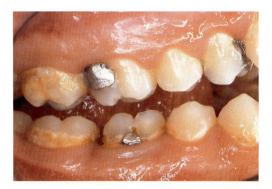

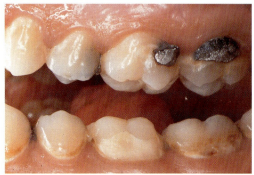

Abb. 5-61 b Intraorale Seitenansicht des Patienten aus Abbildung 5-61 a von rechts.

Abb. 5-61 c Intraorale Seitenansicht des Patienten aus den Abbildungen 5-61 a und b von links.

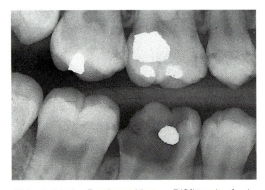

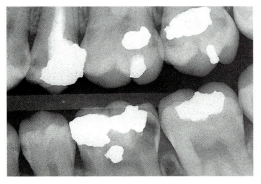

Abb. 5-61 d Rechtsseitige Bißflügelaufnahmen des Patienten aus den Abbildungen 5-61 a bis c: Dentinkaries an Zahn 1 5 mesial und distal, 1 6 mesial, sowie 1 7 mesial; Schmelzkaries an den Zähnen 4 4 distal und 4 7 mesial; Zahn 4 6 wurde trepaniert.

Abb. 5-61 e Linksseitige Bißflügelaufnahme des Patienten aus den Abbildungen 5-61 a bis d: Dentinkaries an den Zähnen 2 4 distal, 2 5 mesial, 2 6 mesial und distal sowie 2 7 mesial, an Zahn 3 6 mit Pulpabeteiligung. Schmelzkaries an den Zähnen 3 4 distal und 3 5 mesial; 2 5 wurde bereits wurzelkanalbehandelt.

Abb. 5-62 Saniertes Wechselgebiß mit Versiegelungen, Füllungen und Kinderkronen. Hier bestehen im Hinblick auf das Kariesrisiko gute Voraussetzungen, eine kieferorthopädische Behandlung zu beginnen.

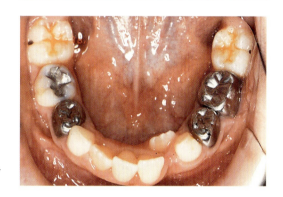

Abb. 5-62 a   Oberkieferaufsicht mit frontalem Engstand.

Abb. 5-62 b   Unterkieferaufsicht mit paraxialem lingualen Durchbruch des Zahnes 3 2.

und mit einer Füllung versehen, oder sie blieben unversorgt. Eine Ausnahme von dieser Regel stellt die Approximalkaries dar. Hier treten auch im späteren Verlauf noch kariöse Veränderungen auf, die unter anderem durch eine veränderte Approximalraum-„Geographie" bedingt sind. Aufgrund klinischer Erfahrungen kann man die Gesamtheit aller Patienten in sogenannte Fissuren- und Grübchen- sowie in Approximalkariestypen einteilen. Unabhängig von ihrem pathologischen Plaquereservoir mit spezifischen kariogenen Bakterien sowie einem vergärbaren Substrat zeichnet sich die erste Gruppe durch ungünstige anatomische Fissuren und Zahngrübchen aus, während bei der zweiten Gruppe günstige, das heißt leicht zu reinigende Fissuren und Foramina vorliegen. Ungünstig bei dieser zweiten Gruppe ist jedoch, daß es aufgrund einer Aufwanderung und eines engen Kontaktes der Seitenzähne zu einer Nischenbildung kommt, die bei Plaqueretention Ursache für die Ausprägung von Approximalkaries sein kann.

Die Approximalkaries stellt jeden Zahnarzt vor große diagnostische Schwierigkeiten. Nur allzu leicht wird ein Gebiß noch als naturgesund diagnostiziert, obwohl approximal bereits massive Substanzverluste stattgefunden haben. Wenn es zum Einbruch der okklusalen Randleisten kommt, ist der Schaden für die Pulpa manchmal schon irreversibel. Daher sollten trotz aller strahlenhygienischen Bedenken unter Berücksichtigung des aktuellen Kariesrisikos indikationsbedingt Bißflügelaufnahmen zur Erfassung von Approximalläsionen angefertigt werden.

Dennoch – es sei wiederholt – ist nicht jede im Röntgenbild feststellbare approximale Aufhellung therapiebedürftig: Die Therapieentscheidung muß je nach bestehendem Kariesrisiko gefällt werden. Insgesamt gilt dabei, daß jede Therapie in ihrem Umfang so gering wie möglich ausfallen sollte. Kleine approximale Läsionen werden unter diesen Voraussetzungen – nachdem mit Elastics oder Messingdraht separiert wurde – einer Therapie von approximal zugänglich gemacht, welche in einer Kompositfüllung mit Schmelzätztechnik oder eventuell einer nicht extendierten Amalgamfüllung besteht. Somit wird die okklusale Randleiste geschont.

Bei einer Versiegelung des Fissurensystems oder der Foramina caeca sollte das Anlegen von Kofferdam immer angestrebt, jedoch nicht zum Dogma erhoben werden. Oft ist die Verwendung von Kofferdam aufgrund des konischen Kronenteils eines durchbrechenden Zahnes nicht möglich. Nach *Hickel* (1989) ist ein frühzeitiges Versiegeln ohne Kofferdam unter möglichst guter relativer Trockenlegung besser, als wegen einer nicht möglichen Applikation von Kofferdamklammern so lange zu zögern, bis eine Versiegelung nicht mehr in Frage kommt.

Allerdings sollte in jedem Falle so lange mit der Versiegelung gewartet werden, bis eine zu versiegelnde Zahnfläche endgültig durchgebrochen ist; bei partiell durchgebrochenen Zähnen kann nämlich Feuchtigkeit aus der Zahnfleischkapuze den Erfolg des Fissurenverschlusses in Frage stellen (*Walker* et al. 1990). Es empfiehlt sich ebenfalls, Versiegelungen in Form von erweiterten (therapeutischen) Versiegelungen durchzuführen. Zum einen hat man dadurch die Gewähr, daß eventuell vorhandene Karies entfernt wird, zum anderen wird für das nachfolgende Anätzen ein besseres und größeres retentives Ätzmuster erreicht (*Le Bell & Forsten* 1980; *De Graene* et al. 1988). Aufgrund jahrelanger eigener Erfahrungen wird für alle Formen der Fissurenversiegelung das eingefärbte, durchsichtige Kompositmaterial Delton® tinted empfohlen. Seine Vorzüge liegen in einer leichten und schnellen Verarbeitung (Spritzenapplikation, autopolymerisierend) sowie einer guten Benetzung des konditionierten Schmelzes. Diese positiven Erfahrungen werden in verschiedenen Studien bestätigt (*Houpt & Sheykholeslam* 1978; *Brooks* et al. 1979) (Abb. 5–63 und 5–64 a bis f). Zur besseren Trockenhaltung des Arbeitsgebietes bietet sich auch hierbei das Dry field System® an (s. Abb. 5–41 a und b).

Weiterhin wurden Glasionomerzemente als Versiegelungsmaterial empfohlen (*MacLean & Wilson* 1974). Jüngst wurde in einer 5jährigen Studie ein Glasionomerzement (Fuji® III) mit zwei Komposit-Versieglern (Delton®, Concise®) verglichen (*Mejàre & Mjör* 1990). Obwohl nach 5 Jahren fast 100% der Glasionomerzement-Versiegelungen klinisch einen Substanzverlust aufwiesen (gegenüber nur 10% der Komposit-Versiegelungen), war bei keiner einzigen Fissur, die mit Glasionomerzement versorgt wurde, Sekundärkaries festzustellen, wohl aber bei 5% der mit Komposit versiegelten Fissuren. Die Autoren führen dies darauf zurück, daß in den meisten Fissuren nach Replikatechnik unter dem Mikroskop noch Reste von Glasionomerzement vorhanden waren. Allerdings kann man daraus keine uneingeschränkte Empfehlung für Glasionomerzemente als Versiegelungsmaterial ableiten, zumal weitere langfristige Ergebnisse noch ausstehen.

Überlegungen zur Karies- und Parodontalprophylaxe bei Multiband-Patienten

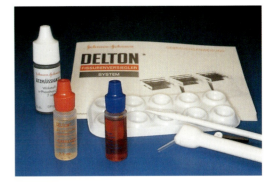

Abb. 5-63 Fissurenversiegelung mit Delton® tinted. Eingefärbter Universal-Versiegler, Katalysator, Ätzflüssigkeit (35%ige Orthophosphorsäure), Mischschale, Spatel und Applikator mit Einmalröhrchen für Ätzflüssigkeit und Versiegler.

Abb. 5-64 Klinisches Vorgehen bei einer erweiterten Fissurenversiegelung.

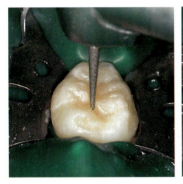 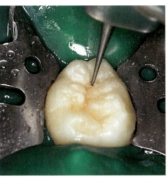 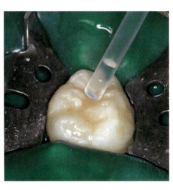

Abb. 5-64 a Präparation der Fissur mit einem feinkörnigen Diamantschleifer.

Abb. 5-64 b Exkavation kariös veränderten Dentins.

Abb. 5-64 c Anätzen der fissurennahen Schmelzbereiche.

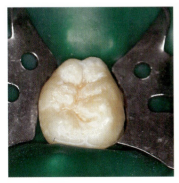 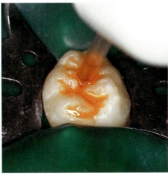 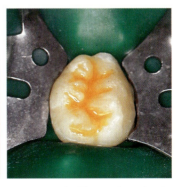

Abb. 5-64 d Zustand nach Konditionierung der entsprechenden Schmelzareale.

Abb. 5-64 e Applikation des eingefärbten Versieglers mittels eines speziellen Applikators.

Abb. 5-64 f Zustand nach abgeschlossener Versiegelung.

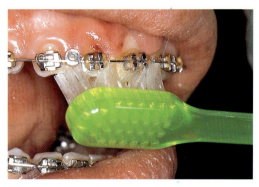
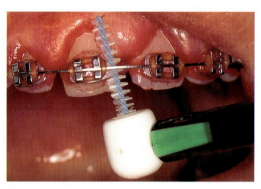

Abb. 5-65 Reinigung der Zahnflächen koronal (und zervikal) eines Multibandbogens mit einer üblichen Zahnbürste.

Abb. 5-66 Effektive Reinigung der Zahnflächen seitlich der Bracketbasis mit einer Interdentalbürste.

5.5.4 Instruktion und Motivation

Motivation und Instruktion sind oft zu Schlagworten verkommen; ihren Wortsinn im praktischen Alltag mit Leben zu erfüllen, ist so schwer, daß es kaum je optimal gelingt.

Motivation bedeutet in erster Linie, Einfluß auf eine ungesunde Ernährung zu nehmen. Den Patienteneltern ist klarzumachen, daß eine gesunde und abwechslungsreiche Ernährung mit möglichst wenig Zucker (Saccharose) nicht nur den Zähnen zugute kommt, sondern auch für die Entwicklung des gesamten Organismus positiv ist. Diese Forderung zu erfüllen, ist sicherlich sehr schwierig.

Instruktion bezieht sich auf möglichst gute Zahnpflege. Daher sollten sich der Zahnarzt und sein dafür geschultes Personal viel Zeit nehmen, um einen Patienten für seine Mundhygiene zu sensibilisieren. Natürlich muß sich gerade bei der Multibandtherapie ein Patient besonders sorgfältig um seine Zähne bemühen, da die Zahnreinigung erschwert ist. Zur Dokumentation, zum Vergleich mit anderen Sitzungen sowie zur Motivation des Patienten werden ein Plaque-Index und ein Gingiva-Blutungs-Index erhoben.

Für die Zahnreinigung kann dem Patienten eine normale Zahnbürste mit kurzem Kopf und planem Borstenfeld empfohlen werden (Abb. 5-65); spezielle kieferorthopädische Zahnbürsten haben keine Vorteile. Hilfsmittel wie Superfloss® und Interdentalbürsten müssen vom Patienten benutzt werden, um die Approximalflächen, besonders aber auch die Zahnflächen um die Brackets und Bänder herum sowie unter den Bögen sauberzuhalten (Abb. 5-66). Der Patient sollte in einer modifizierten *Bass*-Technik (kleine kreisförmige Rüttelbewegungen, Anstellwinkel 45° zur Zahnachse) unterwiesen werden, da damit eine bessere Reinigungswirkung erzielt werden kann als mit der „Schrubber-Methode" (Hin/Her-Bewegung). Durch die Rüttelbewegungen dringen die Borsten in den Sulkus und die Interdentalräume ein und können die Plaque beseitigen. Trotz des Vorteils dieser Technik sollte sie nicht zum Dogma erhoben werden. Ohnehin ist eine adäquate Reinigung der Approximalflächen nur mit Zahnseide möglich.

Neuere, elektrisch angetriebene Zahnbürsten (Interplak®; Rota-dent®; Plak Control®) können die Zahnreinigung vereinfachen und erleichtern.

Eine perfekte Gebißreinigung dauert bei Multibandpatienten mindestens zehn Minuten, was der Patient schon vor der Behandlung wissen sollte; sie verlangt viel Sorgfalt und Disziplin. Die Motivation hierzu muß regelmäßig gestärkt werden, was ohne ein festes Recall-System nicht möglich ist. Das heißt praktisch, daß bei jedem dritten oder vierten kieferorthopädischen Behandlungstermin die nötige Zeit für ein Recallprogramm eingeplant werden müßte. Mittels Computerunterstützung können säumige Patienten schriftlich zu Recallsitzungen aufgefordert werden (*Crosby & Jensen* 1990).

5.5.5 Recall

Die Intervalle eines Recallprogramms richten sich nach dem anfänglich festgestellten aktuellen Kariesrisiko: Sie können zwischen einem Monat und höchstens vier Monaten liegen.

Ein Recallprogramm sollte folgende Punkte umfassen:

a) Bestimmung des Kariesrisikos (S. mutans, Laktobazillen; Plaquebildungsrate),
b) Bestimmung des Entzündungsgrades der Gingiva,
c) professionelle Zahnreinigung mit Kürette, Zahnseide/Superfloss® sowie Politur mit einer Prophylaxepaste und
d) Aufsuchen von Kariesinitialläsionen und deren Therapie mit Fluoriden

Nach begonnener Multibandtherapie ist die Interpretation von Keimzahlbestimmungen schwierig, da es durch die künstlichen Retentionselemente immer zu einem Anstieg der kariesrelevanten Bakterien kommt. Alarmierend ist es auf alle Fälle, wenn die Zahl der Mutans Streptokokken über 500 000 bis 1 000 000 KBE/ml Speichel beträgt. Treten derart hohe Werte auf, sollte vorübergehend (wieder) mit Chlorhexidin interveniert werden (Abb. 5–67).

Auch bei einem erheblichen Entzündungsgrad der Gingiva sollten für einen kurzen Zeitraum Chlorhexidinspülungen verordnet werden.

Sanguinarinhaltige Zahnpasten oder Spüllösungen sowie amin-/zinnfluoridhaltige Spüllösungen stellen einen möglichen Alternativ- oder Ergänzungsweg zur Chlorhexidintherapie dar, insbesondere für jene Patienten, die den Geschmack von Chlorhexidinpräparaten nicht tolerieren. Dennoch scheint Chlorhexidin der wirkungsvollste Vertreter aller „chemischen Zahnbürsten" zu sein.

Der strategisch sinnvolle Einsatz von Fluoriden sollte alle Prophylaxe- und Behandlungsschritte begleiten. Gerade bei Patienten mit festsitzenden Apparaturen ist die dauernde, geringdosierte Fluoridzufuhr von entscheidender Bedeutung, um Initialläsionen in Häufigkeit und Umfang so gering wie möglich zu halten. Selbst fünf Jahre nach einer kieferorthopädischen Therapie kann das Auftreten von Initialläsionen bei den ehemaligen Patienten deutlich höher sein als in einer vergleichbaren, kieferorthopädisch nicht behandelten Kontrollgruppe, wie jüngst eine Studie von *Øgaard* (1989 b) ergab. Besonders anfällig zeigten sich in dieser Studie die Eckzähne und Prämolaren des Unterkiefers sowie die seitlichen Schneidezähne des Oberkiefers.

Neben dem Einsatz von Fluoriden wurde von *Zachrisson* (1977) empfohlen, bei der adhäsiven Fixation von Brackets das Komposit oder den Versiegler bis zum Gingivalrand auszudehnen, um dadurch einer Demineralisation der zervikalen Schmelzbereiche vorzubeugen. Diese Empfehlung ist jedoch problematisch, da zum einen praktisch alle Versiegler eine gewisse Zytotoxizität besitzen, und zum anderen bei den druckpolymerisierenden Klebern keine Aushärtung in Bereichen außerhalb der Bracketbasis stattfindet (*Tell* et al. 1988). Die beste Komposit-Schmelz-Adaptation mit einer glatten

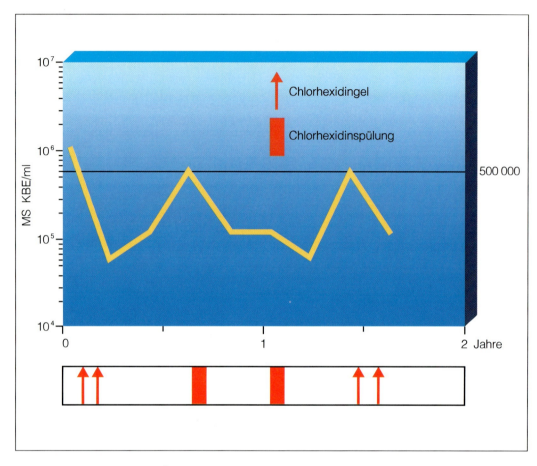

Abb. 5-67 Schematische Darstellung der Intervention mit Chlorhexidin in Abhängigkeit von der Mutans Streptokokken-Zahl (MS) während einer zweijährigen kieferorthopädischen Behandlung: Ein 14jähriger Junge weist zu Beginn der kieferorthopädischen Behandlung einen Mutans Streptokokken-Wert von 10^6 KBE/ml Speichel auf. Nach einer intensiven Chlorhexidingel-Kur sinkt der Wert auf 5×10^4. Während der aktiven kieferorthopädischen Behandlung steigt die Mutans Streptokokken-Zahl relativ rasch wieder an und erreicht nach vier Monaten einen Wert von 5×10^5 KBE/ml Speichel. Eine Spülung mit Chlorhexidin für zwei bis drei Wochen läßt den Mutans Streptokokken-Wert erneut sinken. Nach etwa 1½ Jahren kommt es ein weiteres Mal zum Ansteigen der Mutans Streptokokken-Zahlen, so daß eine weitere Chlorhexidingel-Behandlung notwendig ist. Zwischenzeitliche Chlorhexidinspülungen prolongieren die Bakterienreduktion.

Zusammenfassung

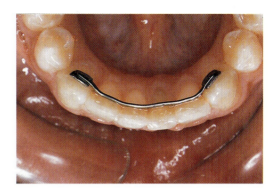

Abb. 5-68 Ein adhäsiv befestigter 3-3 Lingualretainer, der gut mit Zahnbürste und Superfloss® zu reinigen ist.

Füllungsoberfläche soll, so haben rasterelektronenmikroskopische Untersuchungen gezeigt (*Oliver & Howe* 1989), am ehesten erreicht werden, wenn ein ungefüllter Haftvermittler Verwendung findet, das Bracket optimal mit dem Komposit beschickt wird und Überschüsse nicht mit einem Instrument beseitigt werden. Doch gerade dieser letzte Rat ist mit Vorsicht zu betrachten. Sind es nicht vor allem diese Überschüsse, die die Plaqueakkumulation beschleunigen und gingivale Probleme verursachen können? Jede Art von Zahnfleischreizung sollte besser vermieden werden. Die Verwendung kleiner Bracketbasen und die sorgfältige Entfernung überschüssiger Klebermasse tragen zur relativen Gesunderhaltung der Gingiva bei, so daß bei guter Mundhygiene nur geringfügige Entzündungen an den Brackets auftreten (*Zachrisson & Brobakken* 1978).

Schließlich sollen auch kieferorthopädische Retainer so gestaltet sein, daß sie leicht mit entsprechenden Hilfsmitteln zu reinigen sind und langfristig keine Schäden verursachen (Abb. 5–68).

Zur Planung einer erfolgreichen kieferorthopädischen Behandlung gehört auch die Kenntnis ihrer Risiken für die Zahnhartgewebe und den Zahnhalteapparat. Die Gefahren, die von einer mangelhaften Mundhygiene ausgehen, liegen auf der Hand. Nur durch eine permanente Bewertung dieser Risiken und gezielte präventiv-„therapeutische" Intervention läßt sich späterer Schaden abwenden. Natürlich trägt in erster Linie der Patient selbst die Verantwortung für sein Gebiß; doch der Behandler muß alle Fäden in der Hand behalten, muß aufklären und anleiten. Jedem Patienten Prophylaxe nach einem „Kochrezept" angedeihen zu lassen, ist nicht sinnvoll. Vielmehr stellt jeder Patient ein Individuum mit verschiedenen Voraussetzungen und Möglichkeiten dar. Die Kunst eines Kieferorthopäden besteht darin, aufgrund seines Wissens und seiner Erfahrung den Prophylaxeweg zu wählen, der für seinen Patienten angemessen ist. Dabei sind einige markante Eckpunkte wichtig, die ihm helfen können, diese Aufgabe gewissenhaft zu erfüllen (Abb. 5–69).

5.6 Zusammenfassung

Da Patienten mit kieferorthopädischen, besonders mit festsitzenden Apparaturen hinsichtlich ihrer Karies- und Gingivitisprävention einer besonderen Betreuung bedürfen, besteht gerade hier die große Chance, seine – oft jungen – Patienten nachhaltig zur Mundgesundheit zu erziehen. Das kann auch über die kieferorthopädische Behandlung hinaus lang an-

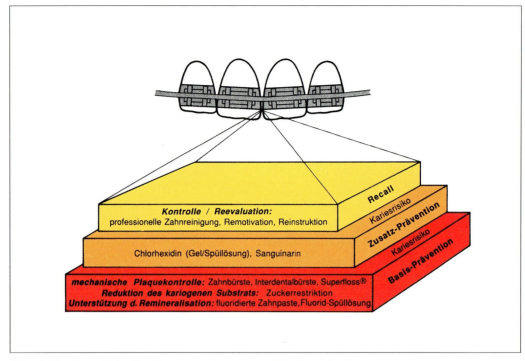

Abb. 5-69 Das dreistufige Prophylaxekonzept bei Multibandpatienten.

dauernde Effekte haben (*Davies* et al. 1991; *Kahl & Schwarze* 1991).
Orale Gesundheit ist kein Zufall. Die Vermittlung eines Prophylaxekonzeptes, das sich aus diesem Grundsatz herleitet, ist eine entscheidende Aufgabe des Zahnarztes und seines Hilfspersonals. Sie haben die Möglichkeit, in der heiklen Wechselgebißphase des Kindes erheblichen Einfluß auf eine gesunde Gebißentwicklung zu nehmen. Das heißt nicht, daß jeder Patient zu einem „folgsamen Zahnbürstenakrobaten, zum Zuckerabstinenzler bzw. generell zum Hygieneperfektionisten" erzogen werden muß (*Hotz* 1982). Wichtig ist die Sensibilisierung eines Patienten auf das Ökosystem Mund, sein Interesse an oraler Gesundheit zu wecken und die dafür angemessene Karies- und Gingivitisprophylaxe zu vermitteln.

Hierbei spielen nicht ausgetüftelte Präventionsschemata die entscheidende Rolle, sondern eine individuelle Einschätzung eines jeden Patienten hinsichtlich seines aktuellen Karies- und Gingivitisrisikos. Dieses läßt sich mittels genauer Befunderhebung und mikrobiologischer Tests schon heute relativ gut bestimmen. Je nach vorliegendem Risiko müssen zusätzlich zur Basisprävention weitere Mittel eingesetzt und andere Wege beschritten werden.
Wichtig sind primär der strategisch sinnvolle Einsatz von Fluoriden als therapeutischem Mittel zur Unterstützung von Remineralisationen, die Beschränkung des Zuckerkonsums vor allem auf die Hauptmahlzeiten sowie die Anleitung zu einer effizienten Mundhygiene. Letztendlich ausschlaggebend sind individuell angepaßte Recallsitzungen, um einen Patien-

ten in nachlässigen Phasen durch Reinstruktion wieder aufzufangen und zu motivieren. Bei all diesen Anstrengungen sollte sich der Zahnarzt auf geschultes Personal verlassen können, das ihm einen Teil der oben beschriebenen umfangreichen Arbeit abnehmen kann. Ohne den Einsatz von Zahnhygienikerinnen oder Prophylaxehelferinnen ist ein anspruchsvolles Prophylaxeprogramm sicher nicht dauerhaft durchzuführen.

Jegliches Prophylaxekonzept, das die genannten Prinzipien berücksichtigt und befolgt, kann praktikabel sein. Findet es im Rahmen einer kieferorthopädischen Behandlung statt, so wird diese in einem hohen Maße indirekt zur oralen Gesundheit beitragen.

6 Literatur

1. *Abelson D C, Barton J E, Maietti G M, Cowherd M G:*
Evaluation of interproximal cleaning by two types of dental floss. J Clin Prev Dent 3: 19-21, 1981.

2. *Adriaens M L, Dermaut L R, Verbeeck R M:*
The use of Fluor Protector, a fluoride varnish, as a caries prevention method under orthodontic molar bands. Eur J Orthod 12: 316-319, 1990.

3. *Addy M, Moran J:*
The effect of cetylpyridinium chloride (CPC) detergent foam compared to a conventional toothpaste on plaque and gingivitis. A single blind crossover study. J Clin Periodontol 16: 87-91, 1989.

4. *Ahrens G:*
Effizienz und Anwendungsformen von Fluoriden: Lösungen und Gelees. Dtsch Zahnärztl Z 38 (Sonderheft 1): 65-69, 1983.

5. *Ainamo J:*
Relationship between malalignment of the teeth and periodontal disease. Scand J Dent Res 80: 104-110, 1972.

6. *Ainamo J:*
Relative roles of toothbrushing, sucrose consumption and fluorides in the maintenance of oral health in children. Int Dent J 30: 54-66, 1980.

7. *Ainamo J, Bay I:*
Problems and proposals for recording gingivitis and plaque. Int Dent J 25: 229-235, 1975.

8. *Ainamo J, Parviainen K:*
Influence of increased toothbrushing frequency on dental health in low, optimal, and high fluoride areas in Finland. Community Dent Oral Epidemiol 17: 296-299, 1989.

9. *Ainamo J, Nieminen A, Westerlund U:*
Optimal dosage of chlorhexidine acetate in chewing gums. J Clin Periodontol 17: 729-733, 1990.

10. *Ainamo J, Hormia M, Kaunisaho K, Sorsa T, Soumalainen K:*
Klinische Studie zur Wirksamkeit des Plaque-Entferners Braun Plak Control (D 5) im Vergleich zu einer herkömmlichen elektrischen Zahnbürste (Braun D 3) und einer manuellen Zahnbürste. Vorabinformation der Firma Braun, 1991.

11. *Alaluusua S, Renkonen O-V:*
Streptococcus mutans establishment and dental caries experience in children from 2 to 4 years old. Scand J Dent Res 91: 453-457, 1983.

12. *Alaluusua S, Kleemola-Kujala E, Nyström M, Evälahti M, Grönroos L:*
Caries in the primary teeth and salivary Streptococcus mutans and lactobacillus levels as indicators of caries in permanent teeth. Pediatr Dent 9: 126-130, 1987.

13. *Alexander J:*
Toothbrushes and toothbrushing. In: *Menaker L* (Hrsg) The biological basis of dental disease, 457. Hagerstown, Harper & Row, 1980.

14. *Alstad S, Zachrisson B U:*
Longitudinal study of periodontal condition associated with orthodontic treatment in adolescents. Am J Orthod 76: 277-286, 1979.

15. *Anderman I I:*
Pedodontic electrosurgery. J Pedod 14: 202-213, 1989.

16. *Arends J, Schuthof J:*
Fluoride content in human enamel after fluoride application and washing – An in vitro study. Caries Res 9: 363-372, 1975.

17. *Arends J, Gelhard T:*
Die Schmelzremineralisation in vivo. Zahnarzt 27: 295-304, 1983.

18. *Arends J, Christoffersen J:*
Nature and role of loosely bound fluoride in dental caries. J Dent Res 69: 601-605, 1990.

19. *Ashley F P, Sainsbury R H:*
The effect of a school-based plaque control programme on caries and gingivitis. Br Dent J 150: 41-45, 1981.

20. *Ashley F P, Skinner A, Jackson P Y, Wilson R F:*
Effect of a 0.1% cetylpyridinium chloride mouthrinse on the accumulation and biochemical composition of dental plaque in young adults. Caries Res 18: 465-471, 1984.

21. *Atherton J D:*
The gingival response of orthodontic tooth movement. Am J Orthod 58: 179-186, 1970.

22. *Axelsson P:*
Salivary S. mutans, Plaque Formation Rate Index PFRI and Cariostat-test in relation to caries prevalence in 14 years old children. The 1st international conference on preventive dentistry and epidemiology. Sunne, Schweden, 8.-10. August 1988.

23. *Axelsson P:*
Methode zur Bestimmung des Kariesrisikos. Phillip J Restaurative Zahnmed 7: 181-187, 1990.

24. *Axelsson P, Lindhe J:*
The effect of a preventive programme on dental plaque, gingivitis and caries in schoolchildren. Results after one and two years. J Clin Periodontol 1: 126-138, 1974.

25. *Axelsson P, Lindhe,J:*
The effect of plaque control program on gingivitis and dental caries in schoolchildren. J Dent Res 56 (Spec Issue): 142-148, 1977.

26. *Axelsson P, Lindhe J:*
Effect of controlled oral hygiene procedures on caries and periodontal disease in adults. Results after 6 years. J Clin Periodontol 8: 239-248, 1981.

27. *Axelsson P, Paulander J, Nordkvist K, Karlsson R:*
Effect of fluoride containing dentifrice, mouthrinsing, and varnish on approximal dental caries in a 3-year clinical trial. Community Dent Oral Epidemiol 15: 177-180, 1987.

28. *Axelsson P, Lindhe J, Nyström B:*
On the prevention of caries and periodontal disease.Results of a 15-year longitudinal study in adults. J Clin Periodontol 18: 182-189, 1991.

29. *Baab D A, Johnson R H:*
The effect of a new electric toothbrush on supragingival plaque and gingivitis. J Periodontol 60: 336-341, 1989.

30. *Baer P N, Everett F G:*
Periodontosis – a problem in orthodontics. J Periodontol 46: 559-561, 1975.

31. *Balanyk T E, Sandham H J:*
Development of sustained-release antimicrobial dental varnishes effective against Streptococcus mutans in vitro. J Dent Res 64: 1356-1360, 1985.

32. *Balenseifen J W, Madonia J V:*
Study of dental plaque in orthodontic patients. J Dent Res 49: 320-324, 1970.

33. *Barack D, Staffileno H Jr, Sadowsky C:*
Periodontal complication during orthodontic therapy. A case report. Am J Orthod 88: 461-465, 1985.

34. *Barbakow F, Lutz F, Imfeld T:*
A review of methods to determine the relative abrasion of dentifrices and prophylaxis pastes. Quintessence Int: 23-28, 1987a.

35. *Barbakow F, Lutz F, Imfeld T:*
Relative dentin abrasion by dentifrices and prophylaxis pastes: implications for clinicians, manufacturers, and patients. Quintessence Int: 29-34, 1987b.

36. *Barnes C M, Russell C M, Gerbo L R, Wells B R, Barnes D W:*
Effects of an air-powder polishing system on orthodontically bracketed and banded teeth. Am J Orthod Dentofac Orthop 97: 74-81, 1990.

37. *Bartsch N, Feser H, Kunze M:*
Zucker – Konsum und Mißbrauch. Dokumentation. Süddeutsche Verlagsgesellschaft, Ulm, 1984.

38. *Beaumont R H:*
Patient preference for waxed or unwaxed dental floss. J Periodontol 61: 123-125, 1990.

39. *Bell R M:*
Results of baseline dental examinations in the National Preventive Dentistry Program. The Rand Corp, Santa Monica, 1982.

40. *Bellini H T, Arneberg P, von der Fehr F R:*
Oral hygiene and caries – A review. Acta Odontol Scand 39: 257-265, 1981.

41. *Bergenholtz A, Brithon J:*
Plaque removal by dental floss or toothpicks. An intra-individual comparative study. J Clin Periodontol 7: 516-524, 1980.

42. *Bergenholtz A, Gustafsson L B, Segerlund N, Hagberg C, Nygaard-Østby P:*
Role of brushing technique and toothbrush design in plaque removal. Scand J Dent Res 92: 344-351, 1984.

43. *Berglund L J, Small C L:*
Effective oral hygiene for orthodontic patients. J Clin Orthod 24: 315-320, 1990.

44. *Bergman G, Lindén L A:*
The action of the explorer on incipient caries. Svensk Tandläkare Tidsskrift 62: 629-634, 1969.

45. *Berman D S, Slack G L:*
Susceptibility of tooth surfaces to carious attack. A longitudinal study. Br Dent J 148: 134-135, 1973.

46. *Bibby B G:*
The cariogenicity of snack foods and confections. J Am Dent Assoc 90: 121-132, 1975.

47. *Bickel M, Geering A H:*
Zur bakteriellen Besiedlung der Prothesenbasis. Schweiz Mschr Zahnheilk 92: 741-745, 1982.

48. *Bille J, Thylstrup A:*
Radiographic diagnosis and clinical tissue changes in relation to treatment of approximal carious lesions. Caries Res 16: 1-6, 1982.

49. *Bonesvoll P, Gjermo P:*
A comparison between chlorhexidine and some quarternary ammonium compounds with regard to retention, salivary concentration and plaque-inhibiting effect in the human mouth after mouth rinses. Arch Oral Biol 23: 289-294, 1978.

50. *Bonesvoll P, Løkken P, Rølla G, Paus P N:*
Retention of chlorhexidine in the human oral cavity after mouth rinses. Arch Oral Biol 19: 209-212, 1974.

51. *Bößmann K:*
Sanguinarin – ein neuer Antiplaquewirkstoff? Quintessenz 36: 1531-1535, 1985.

52. *Boyd R L, Murray P, Robertson P B:*
Effect of rotary electric toothbrush versus manual toothbrush on periodontal status during orthodontic treatment. Am J Orthod Dentofac Orthop 96: 342-347, 1989a.

53. *Boyd R L, Murray P, Robertson P B:*
Effect on periodontal status of rotary electric toothbrushes versus manual toothbrushes during periodontal maintenance. I. Clinical results. J Periodontol 60: 390-395, 1989b.

54. *Brecx M, Netuschil L, Reichert B, Schreil G:*
Efficacy of Listerine, Meridol and chlorhexidine mouthrinses on plaque, gingivitis and plaque bacteria vitality. J Clin Periodontol 17: 292-297, 1990.

55. *Brooks J D, Merzt-Fairhurst E J, Della-Giustina V E, Williams J E, Fairhurst C W:*
A comparative study of two pit and fissure sealants: two year results. J Am Dent Assoc 98: 722-725, 1979.

56. *Brucker M:*
Studies on the incidence and cause of dental defects in children. J Dent Res 22: 107, 1943.

57. *Bruun C, Lambrou D, Larsen J J, Fejerskov O, Thylstrup A:*
Fluoride in mixed human saliva after different topical fluoride treatments and possible relation to caries inhibition. Community Dent Oral Epidemiol 10: 124-129, 1982.

58. *Buckley L A:*
The relationship between malocclusion, gingival inflammation, plaque and calculus. J Periodontol 52: 35-40, 1981.

59. *Buddecke E:*
Biochemische Grundlagen der Zahnmedizin. W. de Gruyter, Berlin, 1981.

60. *Busse H, Geiger L:*
Fluoridierungsmaßnahmen und Kariesprävalenz bei Schülern in der ehemaligen DDR. Oralprophylaxe 12: 145-153, 1990.

61. *Butros R:*
Querschnittsuntersuchung zur Bestimmung der Kariesprävalenz, des Mundhygienezustandes und des Parodontalbefundes von Grundschülern der 6. Klasse in Berlin (West). Zahnmed Diss, FU Berlin, 1987.

62. *Cahen P M, Frank R M, Turlot J C, Jung M T:*
Comparative unsupervised clinical trial on caries inhibition effect of monofluorophosphate and amine fluoride dentifrices after 3 years in Strasbourg, France. Community Dent Oral Epidemiol 10: 238-241, 1982.

63. *Carlos J P, Gittelsohn A M:*
Longitudinal studies of the natural history of caries – II. A life-table study of caries incidence in the permanent teeth. Arch Oral Biol 10: 739-751, 1965.

64. *Caufield P W, Gibbons R J:*
Suppression of Streptococcus mutans in mouths of humans by a dental prophylaxis and topically-applied iodine. J Dent Res 58: 1317-1326, 1979.

65. *Chaet R, Wei S H:*
The effect of fluoride impregnated dental floss on enamel fluoride uptake in vitro and Streptococcus mutans colonization in vivo. J Dent Child 2: 122-126, 1977.

66. *Chatterjee R, Kleinberg I:*
Effect of orthodontic band placement on the chemical composition of human incisor tooth plaque. Arch Oral Biol 24: 97-100, 1979.

67. *Clark J R:*
Oral hygiene in the orthodontic practice: Motivation, responsibilities, and concepts. Am J Orthod 69: 72-82, 1976.

68. *Coontz E J:*
The effectiveness of a new home-plaque removal instrument on plaque removal. Compend Contin Educ Dent 6: 117-122, 1985.

69. *Corbett J A, Brown L R, Keene H J, Horton I M:*
Comparison of Streptococcus mutans concentrations in non-banded and banded orthodontic patients. J Dent Res 60: 1936-1942, 1981.

Literatur

70. *Crosby D R, Jensen J D:*
    Oral hygiene recall system. J Clin Orthod 24: 145-148, 1990.

71. *Crossner C-G:*
    Salivary lactobacillus counts in the prediction of caries activity. Community Dent Oral Epidemiol 9: 182-190, 1981.

72. *Crossner C-G:*
    Variation in human oral lactobacilli following a change in sugar intake. Scand J Dent Res 92: 204-210, 1984.

73. *Crossner C-G, Hagberg C:*
    A clinical and microbiological evaluation of the Dentocult dip-slide test. Swed Dent J 1: 85-94, 1977.

74. *Curilović Z:*
    Die Epidemiologie parodontaler Erkrankungen bei Schweizer Jugendlichen und prognostische Konsequenzen. Habil. Schrift, Zürich, 1977.

75. *Curilović Z, Mazor Z, Berchtold H:*
    Gingivitis in Zurich school children. A re-examination after 20 years. Schweiz Mschr Zahnheilk 87: 801-808, 1977.

76. *Curtress T W, Brown R H, Barker D S:*
    Effects on plaque and gingivitis of a chlorhexidine dental gel in the mentally retarded. Community Dent Oral Epidemiol 5: 78-83, 1977.

77. *Darby M L, Bowen D M:*
    Research methods for oral health professionals: an introduction. The CV Mosby Company, St. Louis, 1980.

78. *Davies T M, Shaw W C, Worthington H V, Addy M, Dummer P, Kingdon A:*
    The effect of orthodontic treatment on plaque and gingivitis. Am J Orthod Dentofac Orthop 99: 157-161, 1991.

79. *De Bruyn H, Buskes H:*
    Die kariespräventive Wirkung von Fluor Protector und Duraphat unter stark kariogenen Bedingungen. Oralprophylaxe 10: 61-67, 1988.

80. *De Graene G P, Martens C, Dermaut R:*
    The invasive pit- and fissure sealing technique in pediatric dentistry: a SEM study of a preventive restoration. J Dent Child 55: 34-42, 1988.

81. *De Paola P F, Brudevold F, Aasenden R, Moreno E C, Englander H, Bakhos Y, Bookstein F, Warrann J:*
    A pilot study of the relationship between caries experience and surface enamel fluoride in man. Arch Oral Biol 20: 859-864, 1975.

82. *De Soet J J, Toors F A, de Graaff J:*
    Acidogenesis by oral Streptococci at different pH values. Caries Res 23: 14-17, 1989.

83. *Dénes J, Lindner Z, Szivós I, Hepp K:*
    Untersuchungen über den Erfolg eines Programms zur Mundhygiene-Motivation bei Patienten mit festsitzenden Apparaturen. Fortschr Kieferorthop 47: 212-214, 1986.

84. *Diamanti-Kipioti A, Gusberti F A, Lang N P:*
    Clinical and microbiological effects of fixed orthodontic appliances. J Clin Periodontol 14: 326-333, 1987.

85. *Diedrich P:*
    Keimbesiedlung und verschiedene Reinigungsverfahren kieferorthopädischer Geräte. Fortschr Kieferorthop 50: 231-239, 1989.

86. *Dijkman A G, Tak J, Arends J:*
    Comparison of fluoride uptake by human enamel from acidulated phosphate fluoride gels with different fluoride concentrations. Caries Res 16: 197-200, 1982.

87. *Downer M C:*
    Concurrent validity of an epidemiological diagnostic system for caries with the histological appearance of extracted teeth as validating criterion. Caries Res 9: 231-246, 1975.

88. *Downer M C:*
    Changing patterns of disease in the Western World. In: B. Guggenheim (Hrsg) Cariology today, 1-12. Karger, Basel, 1984.

89. *Driscoll W S:*
    A review of clinical research on the use of prenatal fluoride administration for prevention of dental caries. J Dent Child 48: 9-17, 1981.

90. *Dünninger P, Naujoks R:*
    Karieszuwachs in 10 Jahren. Longitudinalstudie an 100 ehemaligen Oberschülern. Dtsch Zahnärztl Z 41: 836-840, 1986.

91. *Dzink J L, Socransky S S:*
    Comparative in vitro activity of sanguinarine against oral microbial isolates. Antimicrob Agents Chemother 27: 663-665, 1985.

92. *Einwag J:*
    Therapie der Schmelzkaries: Füllung oder Remineralisation? Zahnärztl Mitt 19: 2105-2109, 1987.

93. *Einwag J:*
    Persönliche Mitteilung, 1990.

94. *Eisenberg A D, Young D A, Fan J:*
    Antimicrobial activity of sanguinarine and zinc. J Dent Res 64 (Spec Issue): Abstract Nr 341, 1985.

95. *Ekstrand J, Koch G:*
    Systemic fluoride absorption following fluoride gel application. J Dent Res 59: 1067, 1980.

96. *Ekstrand K, Qvist V, Thylstrup A:*
    Light microscope study of the effect of probing in occlusal surfaces. Caries Res 21: 368-374, 1987.

Literatur

97. *Ekstrand J, Fejerskov O, Silverstone L M:*
Fluoride in dentistry. Munksgaard, Copenhagen, 1988.

98. *Emilson C G:*
Effect of chlorhexidine gel treatment on Streptococcus mutans population in human saliva and dental plaque. Scand J Dent Res 89: 239-246, 1981.

99. *Emilson C G, Axelsson P, Kallenberg L:*
Effect of mechanical and chemical plaque control measures on oral microflora in schoolchildren. Community Dent Oral Epidemiol 10: 111-116, 1982.

100. *Engelberger T, Hefti A, Kallenberger A, Rateitschak K H:*
Correlations among Papilla Bleeding Index, other clinical indices and histologically determined inflammation of gingival papilla. J Clin Periodontol 10: 579-589, 1983.

101. *Ericsson I, Thilander B, Lindhe J, Okamoto H:*
The effect of orthodontic tilting movements on the periodontal tissues of infected and noninfected dentitions in dogs. J Clin Periodontol 4: 278-293, 1977.

102. *Etemadzadeh H, Meurmann J H, Murtomaa H, Torkko H, Lappi L, Roos M:*
Effect on plaque growth and salivary microorganisms of amine fluoride-stannous fluoride- and chlorhexidine-containing mouthrinses. J Clin Periodontol 16: 175-178, 1989.

103. *Fairhurst E J, Schuster G S, Fairhurst C W:*
Arresting caries by sealants: results of a clinical study. J Am Dent Assoc 112: 194-197, 1986.

104. *Feliu J L:*
Long term benefits of orthodontic treatment on oral hygiene. Am J Orthod 82: 473-477, 1982.

105. *Finster W, Riethe P:*
Experimentelle und bakteriologische Untersuchungen an Kupferzementen. Zahnärztl Welt 64: 340-344, 1963.

106. *Finkelstein P, Yost K G, Grossman E:*
Mechanical devices versus antimicrobial rinses in plaque and gingivitis reduction. Clin Prevt Dent 12: 8-11, 1990.

107. *Flores-de-Jacoby L, Müller H P:*
Zusammensetzung der subgingivalen Mundflora bei Trägern abnehmbarer kieferorthopädischer Geräte. Dtsch Zahnärztl Z 37: 925-928, 1982.

108. *Forbord B:*
Kariesstatistische Querschnittsuntersuchung des Gebißzustandes einer repräsentativen Auswahl 5-6jähriger Berliner Vorschulkinder. Zahnmed Diss, FU Berlin, 1989.

109. *Forss H, Seppä L:*
Prevention of enamel demineralization adjacent to glass ionomer filling materials. Scand J Dent Res 98: 173-178, 1990.

110. *Forsten L:*
Short- and long-term fluoride release from glass ionomers and other fluoride-containing filling materials in vitro. Scand J Dent Res 98: 179-185, 1990.

111. *Frandsen A:*
Mechanical oral hygiene practices. State-of-the science review. In: Löe H, Kleinman D V (Hrsg) Dental plaque control measures and oral hygiene practices, 93-116. IRL Press, Oxford, 1986.

112. *Freuendorfer A:*
Einfluß festsitzender kieferorthopädischer Apparaturen auf das marginale Parodont. Eine klinische und mikrobiologische Langzeituntersuchung. Zahnmed Diss, FU Berlin, 1991.

113. *Friedman M, Harari D, Raz H, Golomb G, Brayer L:*
Plaque inhibition by sustained release of chlorhexidine from removable appliances. J Dent Res 64: 1319-1321, 1985.

114. *Fure S, Emilson C G:*
Effect of chlorhexidine gel treatment supplemented with chlorhexidine varnish and resin on mutans streptococci and Actinomyces on root surfaces. Caries Res 24: 242-247, 1990.

115. *Galil K A, Gwinnett A J:*
Human tooth-fissure contents and their progressive mineralization. Arch Oral Biol 20: 559-563, 1975.

116. *Geiger A M, Wasserman B H, Turgeon L R:*
Relation of occlusion and periodontal disease. Part VIII. Relationship of crowding and spacing to periodontal destruction and gingival inflammation. J Periodontol 45: 43-49, 1974.

117. *Ghafari J, Locke S A, Bentley J M:*
Longitudinal evaluation of the treatment priority index TPI. Am J Orthod Dentofac Orthop 96: 382-389, 1989.

118. *Gibbons R J, Cohen L, Hay D I:*
Strains of Streptococcus mutans and Streptococcus sobrinus attach to different pellicle receptors. Infect Immun 52: 555-561, 1986.

119. *Gibson J A, Wade A B:*
Plaque removal by the Bass and role brushing techniques. J Periodontol 48: 456-459, 1977.

120. *Gjermo P:*
Chlorhexidine in dental practice. J Clin Periodontol 1: 143-152, 1974.

121. *Glass R L (Hrsg):*
The first international conference on the declining prevalence of dental caries. J Dent Res 61: 1301-1383, 1982.

122. *Gorelick L, Geiger A M, Gwinnet A J:*
 Incidence of white spot formation after banding and bonding. Am J Orthod 81: 93-98, 1982.

123. *Gorman J C, Hilgers J J, Smith J R:*
 Lingual orthodontics: A status report. Part 4: Diagnosis and treatment planning. J Clin Orthod 17: 26-35, 1983.

124. *Granath L-E, Schröder U:*
 Explanatory model for the interaction of factors in the caries process. Acta Odontol Scand 36: 253-256, 1978.

125. *Granath L-E, Rootzén H, Liljegren E, Holst K, Köhler L:*
 Variation in caries prevalence related to combinations of dietary and oral hygiene habits and chewing fluoride tablets in 4-year-old children. Caries Res 12: 83-92, 1978.

126. *Granath L-E, Martinsson T, Matsson L, Nilssoon G, Schröder U, Söderholm B:*
 Intraindividual effect of daily supervised flossing on caries in schoolchildren. Community Dent Oral Epidemiol 7: 147-150, 1979.

127. *Graves R C, Disney J A, Stamm J W:*
 Comparative effectiveness of flossing and brushing in reducing interproximal bleeding. J Periodontol 6: 243-247, 1989.

128. *Gröndahl H-G:*
 Radiographic caries diagnosis and treatment decisions. Swed Dent J 3: 109-117, 1979.

129. *Gröndahl H-G, Andersson B, Torstensson T:*
 Caries increment and progression in teenagers when using a prevention- rather than a restoration-oriented treatment strategy. Swed Dent J 8: 237-242, 1984.

130. *Grossman E:*
 Effectiveness of a pre-brushing mouthrinse under single-trial and home-use conditions. Clin Prev Dent 10: 3-6, 1988.

131. *Grossman E, Meckel A H, Isaacs R L, Ferretti G A, Sturzenberger O P:*
 A clinical comparison of antibacterial mouthrinses: effects of chlorhexidine, phenolics, and sanguinarine on dental plaque and gingivitis. J Periodontol 60: 435-440, 1989.

132. *Gustafsson B E, Quensel C-E, Lanke L S, Lundqvist C, Grahnén H, Bonow B E, Krasse B:*
 The Vipeholm dental caries study. The effect of different levels of carbohydrate intake on caries activity in 436 individuals observed for five years. Acta Odontol Scand 11: 232-365, 1954.

133. *Gwinnett J A, Ceen F:*
 Plaque distribution on bonded brackets. Am J Orthod 75: 667-677, 1979.

134. *Haffajee A D, Socransky S S, Goodson J M:*
 Clinical predictors of destructive periodontal disease activities. J Clin Periodontol 10: 257-265, 1983.

135. *Hamada S, Slade H D:*
 Biology, immunology, and cariogenicity of Streptococcus mutans. Microbiol Rev 44: 331-384, 1980.

136. *Hammer B:*
 Nachkontrolle von 1- bis 5jährigen Amalgam-, Komposit- und Goldgußfüllungen. Med Diss, Bern, 1978.

137. *Hannah J J, Johnson J D, Kuftinec M M:*
 Long-term clinical evaluation of toothpaste and oral rinse containing sanguinaria extract in controlling plaque, gingival inflammation, and sulcular bleeding during orthodontic treatment. Am J Orthod Dentofac Orthop 96: 199-207, 1989.

138. *Hartmann F, Jeromin R, Flores-de-Jacoby L:*
 Untersuchungen über den parodontalen Zustand jugendlicher Träger festsitzender kieferorthopädischer Geräte. Dtsch Zahnärztl Z 37: 585-589, 1982.

139. *Hastreiter R J:*
 Is 0.4% stannous fluoride gel an effective agent for the prevention of oral diseases? J Am Dent Assoc 118: 205-208, 1989.

140. *Hefti A F, Huber B:*
 The effect on early plaque formation, gingivitis and salivary bacterial counts of mouthwashes containing hexetidine/zinc, aminefluoride/tin or chlorhexidine. J Clin Periodontol 14: 515-518, 1987.

141. *Heikinheimo K:*
 Need of orthodontic treatment and prevalence of craniomandibular dysfunction in Finnish children. Proc Finn Dent Soc 86: 38, 1990.

142. *Heintze S D, Roulet J-F:*
 Inter-examiner variability in estimating lactobacilli dip-slides. J Dent Res 71 (Spec Issue) Abstract Nr 189, 1992.

143. *Heintze S D, Busse H, Roulet J-F:*
 Evaluation of different caries predictors in a multifactorial model. Proceedings of the Third World Congress on Preventive Dentistry, Fukuoka, 1991.

144. *Helm S, Petersen P E:*
 Causal relation between malocclusion and caries. Acta Odontol Scand 47: 217-221, 1989a.

145. *Helm S, Petersen P E:*
 Causal relation between malocclusion and periodontal health. Acta Odontol Scand 47: 223-228, 1989b.

146. *Hickel R:*
 Indikation und Materialien für die Fissurenversiegelung. Zahnärztl Welt 98: 944-951, 1989.

147. *Hiller M E, Rïankine C A, Mayo J A:*
 The anticariogenic potential of fluoridereleasing resin. J Louisiana Dent Assoc : 7-8, 1990.

148. *Hinz R, Senkel H, Thouet M:*
Wann ist die kieferorthopädische Behandlung im Milchgebiß nötig? Zahnärztl Mitt 79: 2429-2436, 1989.

149. *Hinz R, Breuckmann M:*
Individual-Prophylaxe. Praxis-Leitfaden für die Zahnarzthelferin. Zahnärztlicher Fach-Verlag, Herne, 1991.

150. *Hösl E, Baldauf A, Diemberger R, Grosse P (Hrsg):*
Kieferorthopädie und Parodontologie. Quintessenz, Berlin, 1985.

151. *Holm A-K, Blomquist H K, Crossner C-G, Grahnén H, Samuelson G:*
A comparative study of oral health as related to general health, food habits and socioeconomic conditions of 4-year-old Swedish children. Community Dent Oral Epidemiol 3: 34-39, 1975.

152. *Honkala E, Nyyssonen V, Knuuttila M, Markkanan H:*
Effectiveness of children's habitual toothbrushing. J Clin Periodontol 13: 81-85, 1986.

153. *Horowitz H S:*
Misuse of topically applied fluorides. J Am Soc Prev Dent 7: 15-16, 1977.

154. *Horowitz A M, Suomi J D, Peterson J K, Lyman B A:*
Effect of supervised daily plaque removal by children: Results after third and final year. J Dent Res 56 (Spec Issue): Abstract Nr 170, 1977.

155. *Hotz P R:*
Milchzahnkariesdiagnostik, Bedeutung des Röntgenbildes. Schweiz Mschr Zahnheilk 87: 416-421, 1977.

156. *Hotz P R:*
Prävention von Karies und Gingivitis bei der kieferorthopädischen Behandlung. Schweiz Mschr Zahnheilk 92: 880-888, 1982.

157. *Hotz P R, Dula K F, Blaser M:*
Der Einfluß verschiedener Zahnbürsten und Zahnreinigungstechniken auf die interdentale Belagsentfernung bei Zähnen ohne und mit festsitzenden kieferorthopädischen Apparaturen. Ein Versuch am Modell. Schweiz Mschr Zahnheilk 94: 572-579, 1984.

158. *Houpt M, Sheykholeslam Z:*
The clinical effectiveness of Delton fissure sealant after one year. J Dent Child 45: 130-132, 1978.

159. *Huber S J, Vernino A R, Nanda R S:*
Professional prophylaxis and its effect on the periodontium of full-banded orthodontic patients. Am J Orthod Dentofac Orthop 91: 321-327, 1987.

160. *Hugoson A, Koch G, Hallonsten A-L:*
Caries prevalence and distribution in individuals aged 3-20 years in Jönköping, Sweden, 1973, 1978 and 1983. Swed Dent J 12: 125-132, 1988.

161. *Huser M C, Baehni P C, Lang R:*
Effects of orthodontic bands on microbiological and clinical parameters. Am J Orthod Dentofac Orthop 97: 213-218, 1990.

162. *IDZ-Mundgesundheitsstudie*
Zahnärztl Mitt 13: 1456-1462, 1990.

163. *IDZ (Institut der Deutschen Zahnärzte):*
Mundgesundheitszustand und -verhalten in der Bundesrepublik Deutschland. Deutscher Ärzte-Verlag, Köln, 1991.

164. *Imfeld T:*
Evaluation of the cariogenicity of confectionary by intra-oral wire-telemetry. Schweiz Mschr Zahnheilk 87: 437-464, 1977.

165. *Imfeld T, Hirsch R S, Mühlemann H R:*
Telemetric recordings of internal plaque pH during different meal patterns. Br Dent J 144: 40-45, 1978.

166. *Imfeld T, Saxer U P:*
Stellungnahme zum Mundspülmittel Plax® Schweiz Mschr Zahnheilk 100: 893, 1990.

167. *Ingervall B:*
The influence of orthodontic appliances on caries frequency. Odontol Revy 13: 175-190, 1962.

168. *Ingervall B, Jacobsson U, Nyman S:*
A clinical study of the relationship between crowding of teeth, plaque and gingival condition. J Clin Periodontol 4: 214-222, 1977.

169. *Jäckle H:*
Berliner Eltern im Kontext zahnmedizinischer Prophylaxe. Zahnmed Diss, FU Berlin, 1989.

170. *Jay P:*
The reduction of oral lactobacillus acidophilus counts by the periodic restriction of carbohydrate. Am J Orthod 33: 162-184, 1947.

171. *Jenkins G N:*
The physiology and biochemistry of the mouth. Blackwell Scientific Publications, Oxford, 1983.

172. *Jensen B, Bratthall D:*
A new method for the estimation of Mutans Streptococci in human saliva. J Dent Res 68: 468-471, 1989.

173. *Jost-Brinkmann P-G:*
Einflußparameter bei der Verarbeitung von Zinkphosphatzement. Zahnmed Diss, FU Berlin, 1986.

174. *Jost-Brinkmann P-G, Miethke R-R:*
Indirektes Kleben. Ein klinischer Bericht. Schweiz Mschr Zahnheilk 98: 1356-1363, 1988.

175. *Jost-Brinkmann P-G, Rabe H, Miethke R-R:*
Werkstoffeigenschaften von Zinkphosphatzementen nach verzögertem Abbinden auf gekühlten Platten. Fortschr Kieferorthop 50: 1-11, 1989.

176. *Kahl G, Schwarze C W:*
Subjektive und objektive Bewertung von Langzeitnachuntersuchungsbefunden. Vortrag anläßlich der wissenschaftlichen Jahrestagung der Deutschen Gesellschaft für Kieferorthopädie, Aachen, 22.-26. Mai 1991.

177. *Kallio P, Ainamo J, Dusadeepan A:*
Self-assessment of gingival bleeding. Int Dent J 40: 231-236, 1990.

178. *Katz R V:*
An epidemiological study of the relationship between various states of occlusion and the pathological conditions of dental caries and periodontal disease. J Dent Res 3: 433-439, 1977.

179. *Kaufman A Y, Tal H, Perlmutter S, Shwartz M M:*
Reduction of dental plaque formation by chlorhexidine dihydrochloride lozenges. J Periodont Res 24: 59-62, 1989.

180. *Ketterl W:*
CORE: Kommission für Mundgesundheit, Forschung und Epidemiologie. Zahnärztl Mitt 75: 324-326, 1985.

181. *Keyes P H:*
The infectious and transmissible nature of experimental dental caries. Findings and implications. Arch Oral Biol 1: 304-320, 1960.

182. *Keyes P H:*
Recent advances in dental caries research Bacteriology. Bacteriological findings and biological implications. Int Dent J 12: 443-464, 1962.

183. *Killoy W J, Love J W, Love J, Fedi P FJr, Tira D E:*
The effectiveness of a counter-rotary action powered toothbrush and conventional toothbrush on plaque removal and gingival bleeding. A short term study. J Periodontol 60: 473-477, 1989.

184. *Kite O W, Shaw J H, Sognnaes R F:*
The prevention of experimental tooth decay by tube-feeding. J Nutr 42: 89-103, 1950.

185. *Klock B, Krasse B:*
A comparison between different methods for prediction of caries activity. Scand J Dent Res 87: 129-139, 1979.

186. *Klock B, Serling J, Kinder S, Manwell M A, Tinanoff N:*
Comparison of effect of SnF_2 and NaF mouthrinses on caries incidence, salivary S. mutans and gingivitis in high caries prevalent adults. Scand J Dent Res 93: 213-217, 1985.

187. *Klock B, Emilson C, Lin S, Gustavsdotte M, Olhede-Westerlun A M:*
Prediction of caries activity in children with today's low caries incidence. Community Dent Oral Epidemiol 17: 285-288, 1989.

188. *Köhler B, Bratthall D:*
Intrafamilial levels of Streptococcus mutans and some aspects of the bacterial transmission. Scand J Dent Res 86: 35-42, 1978.

189. *Köhler B, Bratthall D:*
Practical method to facilitate estimation of Streptococcus mutans levels in saliva. J Clin Microbiol 9: 584-588, 1979.

190. *Köhler B, Bjarnason S:*
Mutans streptococci, lactobacilli and caries prevalence in 11- and 12-year-old Icelandic children. Community Dent Oral Epidemiol 15: 332-335, 1987.

191. *Köhler B, Bratthall D, Krasse B:*
Preventive measures in mothers influence the establishment of the bacterium Streptococcus mutans in their infants. Arch Oral Biol 28: 225-231, 1983.

192. *König K G:*
Karies und Parodontopathien. Ätiologie und Prophylaxe. Georg Thieme, Stuttgart, 1987.

193. *König K G:*
Plaque und Karies. Oralprophylaxe 10: 161-166, 1988.

194. *Krasse B:*
Die Quintessenz des Kariesrisikos. Beurteilung – Behandlung – Kontrolle. Quintessenz, Berlin, 1986.

195. *Krasse B:*
Biological factors as indicators of future caries. Int Dent J 38: 219-225, 1988.

196. *Kreifeldt J G, Hill P H, Calisti L J:*
A systematic study of the plaque removal efficiency of worn toothbrushes. J Dent Res 59: 2047-2055, 1980.

197. *Kremers L, Unterer S, Lampert F:*
Mundhygiene für Träger festsitzender kieferorthopädischer Apparaturen. Fortschr Kieferorthop 44: 147-152, 1983.

198. *Kristoffersson K, Axelsson P, Bratthall D:*
Effect of a professional tooth cleaning program on interdentally localized Streptococcus mutans. Caries Res 18: 385-390, 1984.

199. *Kristoffersson K, Gröndahl H-G, Bratthall D:*
The more Streptococcus mutans, the more caries on approximal surfaces. J Dent Res 64: 58-61, 1985.

200. *Krüger W, Koch A, Rutschmann A:*
Gingivitis- und Karies-Prophylaxe für Kinder

vom ersten bis zum fünften Lebensjahr. Dtsch Zahnärztl Z 37: 557-564, 1982.

201. *Krüger W, Schwibbe G, Janssen F, Deike C:*
Gebißzustand bei Dreijährigen nach 18monatiger Betreuung im Rahmen der Aktion „Gesunde Zähne – vom ersten Milchzahn an". Dtsch Zahnärztl Z 42: 40-43, 1987.

202. *Lamberts D M, Wunderlich R L, Caffesse, R G:*
The effect of waxed and unwaxed dental floss on gingival health. I. Plaque removal and gingival response. J Periodontol 53: 393-396, 1982.

203. *Lang N P:*
Das präprothetische Aufrichten von gekippten unteren Molaren im Hinblick auf den parodontalen Zustand. Schweiz Mschr Zahnheilk 87: 560-569, 1977.

204. *Lang N P:*
Chemische Plaquekontrolle. In: Peters S (Hrsg) Prophylaxe – Ein Leitfaden für die zahnärztliche Praxis, 245-267. Quintessenz, Berlin, 1978.

205. *Lang N P, Räber K:*
Use of oral irrigators as vehicle for the application of antimicrobial agents in chemical plaque control. J Clin Periodontol 8: 177-188, 1981.

206. *Lang N P, Brecx M C:*
Chlorhexidine digluconate – An agent for chemical plaque control and prevention of gingival inflammation. J Periodont Res 21 (Suppl 16): 74-89, 1986.

207. *Lang N P, Cumming B R, Löe H:*
Toothbrushing frequency as it relates to plaque development and gingival health. J Periodontol 44: 396-405, 1973.

208. *Lang N P, Hotz P, Graf H, Geering A H, Saxer U P:*
Longitudinal effects of supervised chlorhexidine mouthrinses in children. J Periodont Res 17, 101-111, 1982.

209. *Lang N P, Kiel R A, Anderhalden K:*
Clinical and microbiological effects of subgingival restorations with overhanging or clinically perfect margins. J Clin Periodontol 10: 563-578, 1983.

210. *Larmas M:*
A new dip-slide method for the counting of salivary lactobacilli. Proc Finn Dent Soc 71: 31-35, 1975.

211. *Le Bell Y, Forsten L:*
Sealing of preventively enlarged fissures. Acta Odontol Scand 38: 101-104, 1980.

212. *Legott P J, Boyd R L, Quinn R S, Eakle W S, Chambers D W:*
Gingival disease pattern during fixed orthodontic treatment: adolescents vs adults. J Dent Res 63: Abstract Nr 1245, 1984.

213. *Lehner T:*
Scientific basis for vaccination against dental caries. Proc Finn Dent Soc 79: 62-70, 1983.

214. *Lervik T, Haugejorden O:*
Orthodontic treatment, dental health, and oral health behavior in young Norwegian adults. Angle Orthod 58: 381-386, 1988.

215. *Leverett D H, Handelman S L, Brenner C M, Iker H P:*
Use of sealants in the prevention and early treatment of carious lesions: cost analysis. J Am Dent Assoc 106: 39-42, 1983.

216. *Levine R A:*
A patient-centered periodontal program for the 1990s Part I. Compend Contin Educ Dent 11: 222-231, 1990.

217. *Lindhe J:*
Clinical assessment of antiplaque agents. Compend Contin Educ Dent 5: 578-581, 1984.

218. *Lindhe J, Hamp S-E, Löe H:*
Experimental gingivitis in the Beagle dog. J Periodont Res 8: 1-10, 1973.

219. *Lindhe J, Hamp S-E, Löe H:*
Plaque induced periodontal disease in Beagle dogs. A 4-year clinical, roentgenographical and histological study. J Periodont Res 10: 243-255, 1975.

220. *Lindquist B, Edward E, Torell P, Krasse B:*
Effect of different caries preventive measures in children highly infected with mutans streptococci. Scand J Dent Res 97: 330-337, 1988.

221. *Loesche W J:*
Dental caries: a treatable infection. Charles C Thomas – Publisher, Springfield, USA, 1982.

222. *Loesche W J:*
Antimicrobials, can they be effective? In: Guggenheim B (Hrsg) Cariology today, 293-300. Karger, Basel, 1984.

223. *Loesche W J:*
Role of Streptococcus mutans in human dental decay. Microbiol Rev 50: 353-380, 1986.

224. *Loesche W J:*
persönliche Mitteilung, 1989.

225. *Loesche W J, Earnest R, Grossman N S, Corpron R:*
The effect of chewing xylitol gum on the plaque and saliva levels of Streptococcus mutans. J Am Dent Assoc 108: 587-592, 1984.

226. *Löe H, Theilade E, Jensen S B:*
Experimental gingivitis in man. J Periodontol 36: 177-187, 1965.

227. *Löe H, von der Fehr F, Schiött C R:*
Inhibition of experimental caries by plaque prevention. The effect of chlorhexidine mouth rinses. Scand J Dent Res 80: 1-9, 1972.

228. *Löe H, Anerud A, Boysen H, Smith M:*
The natural history of periodontal disease in man. Study design and baseline data. J Periodont Res 13: 550-562, 1978a.

229. *Löe H, Anerud A, Boysen H, Smith M:*
The natural history of periodontal disease in man. The rate of periodontal destruction before 40 years of age. J Periodontol 49: 607-620, 1978b.

230. *Long D E, Killoy W J:*
Evaluation of the effectiveness of the Interplak home plaque removal instrument on plaque removal and orthodontic patients. Compend Contin Educ Dent 6: 156-160, 1985.

231. *Lundström F, Krasse B:*
Streptococcus mutans and lactobacilli frequency in orthodontic patients; the effect of chlorhexidine treatments. Eur J Orthod 9: 109-116, 1987.

232. *Lundström F, Hamp S-E, Nyman S:*
Systematic plaque control in children undergoing long-term orthodontic treatment. Eur J Orthod 2: 27-39, 1980.

233. *Lu K H, van Winkle L:*
A critical evaluation of some problems associated with clinical caries trials by computer simulation. J Dent Res 63 (Spec Issue): 796-804, 1984.

234. *Lutz F, Schneider P:*
Prophylaktische und therapeutische Versiegelungen. In: Peters S (Hrsg) Prophylaxe – Ein Leitfaden für die Praxis, 169-201. Quintessenz, Berlin, 1978.

235. *Lutz F, Sener B, Imfeld T, Barbakow F:*
Self adjusting abrasiveness – a new technology for prophylaxis pastes. Quintessence Int (im Druck), 1992a.

236. *Lutz F, Sener B, Imfeld T, Barbakow F:*
Cleaning ability, REA and RDA of prophylaxis pastes with conventional or with new self-adjusting abrasives. Quintessence Int (im Druck), 1992b.

237. *MacGregor I D, Rugg-Gunn A J:*
Survey of toothbrushing duration in 85 uninstructed English schoolchildren. Community Dent Oral Epidemiol 7: 297-298, 1979.

238. *Mackler S B, Crawford J J:*
Plaque development and gingivitis in the primary dentition. J Periodontol 44: 18-24, 1973.

239. *MacLean J W, Wilson A D:*
Fissure sealing and filling with an adhesive glass-ionomer cement. Br Dent J 136: 269-276, 1974.

240. *Magnusson I, Ericsson T:*
Effect of Salivary agglutinins on reactions between hydroxyapatite and a serotype C strain of Streptococcus mutans. Caries Res 10: 273-286, 1976.

241. *Maijer R, Smith D C:*
A comparison between zinc phosphate and glass ionomer cement in orthodontics. Am J Orthod Dentofac Orthop 93: 273-279, 1988.

242. *Mandel I D:*
Salivary factors in caries prediction. In: Bibby B G, Shern R J. (Hrsg) Methods of caries prediction, 147-158. Spec. Suppl. to Microbiology Abstracts, IRL Washington/London, 1978.

243. *Mandel I D:*
Chemotherapeutic agents for controlling plaque and gingivitis. J Clin Periodontol 15: 488-498, 1988.

244. *Marthaler T M:*
Caries-inhibiting effect of fluoride tablets. Helv Odont Acta 13: 1-13, 1969.

245. *Marthaler T M:*
Selektive Intensivprophylaxe zur weitgehenden Verhütung von Zahnkaries, Gingivitis und Parodontitis beim Schulkind. Schweiz Mschr Zahnheilk 12: 1227-1240, 1975.

246. *Marthaler T M:*
Explanations for changing patterns of disease in the western world. In: Guggenheim B (Hrsg) Cariology today, 13-23. Karger, Basel, 1984.

247. *Marthaler T M, König K G, Mühlemann H R:*
The effect of a fluoride gel used for supervised toothbrushing 15 or 30 times per year. Helv Odont Acta 14: 67-77, 1970.

248. *Marthaler T M, Mejia R, Toth K, Vines J J:*
Caries-preventive salt fluoridation. Caries Res 12 (Suppl 1): 15-21, 1978.

249. *Matsson L:*
Development of gingivitis in pre-school children and in young adults. J Clin Periodontol 5: 24-34, 1978.

250. *Mattingly J A, Sauer G J, Yancey J M, Arnold R R:*
Enhancement of Streptococcus mutans colonization by direct bonded orthodontic appliances. J Dent Res 62: 1209-1211, 1983.

251. *McCann J T, Keller D L, La Bounty G L:*
Remaining dentin/cementum thickness after hand or ultrasonic instrumentation. J Endod 16: 109-113, 1990

252. *McCourt J W, Cooley R L, Barnwell S:*
Bond strength of light-cure fluoride-releasing base-liners as orthodontic bracket adhesives. Am J Orthod Dentofac Orthop 100: 47-52, 1991.

253. *Mejàre I, Mjör I A:*
Glass ionomer and resin-based fissure-sealants: a clinical study. Scand J Dent Res 98: 345-350, 1990.

254. *Mellberg J R:*
 Evaluation of topical fluoride preparations. J Dent Res 69: 771-779, 1990.

255. *Melsen B, Agerbæk N, Eriksen J, Terp S:*
 New attachment through periodontal treatment and orthodontic intrusion. Am J Orthod Dentofac Orthop 94: 104-116, 1988.

256. *Miethke R-R, Newesely H:*
 Zur Kariesprophylaxe bei der kieferorthopädischen Therapie: Kieferorthopädische Kunststoffe mit Fluoridspeicherfunktion. Fortschr Kieferorthop 48: 161-166, 1987.

257. *Miethke R-R, Bernimoulin J-P:*
 Auswirkungen von Bändern und Brackets auf das marginale Parodontium. Fortschr Kieferorthop 49: 160-169, 1988.

258. *Miethke R-R, Newesely H:*
 Continuous fluoride release from removable appliances. J Clin Orthod 22: 490-491, 1988.

259. *Miller J, Hobson P:*
 The relationship between malocclusion, oral cleanliness, gingival conditions and dental caries in school children. Br Dent J 111: 43-52, 1961.

260. *Mintz S W:*
 Die süße Macht des Zuckers. Campus, Frankfurt – New York, 1987.

261. *Mitropoulos C M:*
 A comparison of fibre-optic transillumination with bitewing radiographs. Br Dent J 159: 21-23, 1985.

262. *Mizrahi E:*
 Enamel demineralization following orthodontic treatment. Am J Orthod 82: 62-67, 1982.

263. *Møller I J:*
 WHO's goals, current and planned projects in the field of preventive dentistry and epidemiology. The 1st international conference on preventive dentistry and epidemiology. Sunne, Schweden, 8.–10. August 1988.

264. *Müller H-P, Flores-de-Jacoby L:*
 Zusammensetzung der subgingivalen Mundflora bei Trägern festsitzender kieferorthopädischer Geräte. Dtsch Zahnärztl Z 37: 855-860, 1982.

265. *Murray P A, Boyd R L, Robertson P B:*
 Effect on periodontal status of rotary electric toothbrushes versus manual toothbrushes during periodontal maintenance. II. Microbiological results J Periodontol 60: 390-395, 1989.

266. *Nakata M, Wei S H:*
 Occlusal guidance in pediatric dentistry. Ishiyaku EuroAmerica, Tokyo, St. Louis, 1988.

267. *National Institute of Health:*
 Consensus development conference statement on dental sealants in the prevention of tooth decay. J Am Dent Assoc 108: 233-236, 1984.

268. *Naujoks R:*
 Zeitpunkt der Behandlung bei beginnender Karies. Dtsch Zahnärztl Z 36: 338-342, 1981.

269. *Naujoks R:*
 Die Mundgesundheit der deutschen Bevölkerung. Internationaler Vergleich und Ausblick. Zahnärztl Welt 94: 714-719, 1985.

270. *Naujoks R, Hüllebrand G:*
 Mundgesundheit in der Bundesrepublik. Zahnärztl Mitt 5: 417-419, 1985.

271. *Newbrun E:*
 Cariology. The Williams & Wilkins Company, Baltimore, 1978.

272. *Newbrun E:*
 Sucrose in the dynamics of the carious process. Int Dent J 32: 13-23, 1982.

273. *Newbrun E:*
 Cariology. Quintessence, Chicago, 1989.

274. *Newman H N:*
 The relation between plaque and dental caries. J R Soc Med 79 (Suppl 14): 1-5, 1986.

275. *Nygaard-Østby P, Persson I:*
 Evaluation of sanguinarine chloride in control of plaque in the dental practice. Compend Contin Educ Dent 5: 590-593, 1984.

276. *O'Leary T J, Drake R B, Naylor J E:*
 The plaque control record. J Periodontol 43: 38, 1972.

277. *O'Reilly M M, Featherstone J D:*
 Demineralization and remineralization around orthodontic appliances. An in vivo study. Am J Orthod Dentofac Orthop 92: 33-40, 1987.

278. *Øgaard B:*
 Incidence of filled surfaces from 10-18 years of age in an orthodontically treated and untreated group in Norway. Eur J Orthod 11: 116-119, 1989a.

279. *Øgaard B:*
 Prevalence of white spot lesions in 19-year olds: a study on untreated and orthodontically treated persons 5 years after treatment. Am J Orthod Dentofac Orthop 96: 423-427, 1989b.

280. *Oliver R G, Howe G S:*
 Scanning electron microscope appearance of the enamel/composite/bracket areas using different methods of surface enamel treatment, composite mix and bracket loading. Br J Orthod 16: 39-46, 1989.

281. *Ong G:*
 The effectiveness of 3 types of dental floss for interdental plaque removal. J Clin Periodontol 17: 463-466, 1990.

Literatur

282. *Orland F J, Blayney R J, Harrison R W, Reyniers J A, Trexler P C, Ervin R F, Gordon H A, Wagner M:*
Experimental caries in germ-free rats inoculated with enterococci. J Am Dent Assoc 50: 259-272, 1955.

283. *Orland F J, Nlaymey J R, Harrison R W:*
Use of the germfree animal technic in the study of experimental dental caries. J Dent Res 33: 147-174, 1954.

284. *Ørstavik D, Ørstavik J:*
Two-hour bacterial colonization of dental luting cements in vivo. Acta Odontol Scand 39: 115-123, 1981.

285. *Ostela I, Tenovuo J:*
Antibacterial activity of dental gels containing combinations of amine fluoride, stannous fluoride, and chlorhexidine against cariogenic bacteria. Scand J Dent Res 98: 1-7, 1990.

286. *Ostela I, Tenovuo J, Söderling E, Lammi E, Lammi M:*
Effect of chlorhexidine-sodium fluoride gel applied by tray or by toothbrush on salivary mutans streptococci. Proc Finn Dent Soc 86: 9-14, 1990.

287. *Page R C, Schröder H E:*
Periodontitis in man and other animals. A comparative review. Karger, Basel, 1982.

288. *Palcanis K G, Formica J V, Miller R A, Brooks C N, Gunsolley J C:*
Longitudinal evaluation of sanguinaria: clinical and microbiological studies. Compend Contin Educ Dent 7: 179-184, 1986.

289. *Pender N*
Aspects of oral health in orthodontic patients. Br J Orthod 13: 95-103, 1986.

290. *Pienihäkkinen K:*
Persönliche Mitteilung, 1990.

291. *Pienihäkkinen K, Nemes J, Scheinin A, Bánóczy J:*
Salivary buffering capacity and its relation to caries increment in children. Proc Finn Dent Soc 83: 47-54, 1987.

292. *Pienihäkkinen K, Scheinin A, Bánóczy J:*
Screening of caries in children through salivary lactobacilli and yeasts. Scand J Dent Res 95: 397-404, 1987.

293. *Poulsen S, Larsen M J:*
Dental caries in relation to fluoride content of enamel in the primary dentition. Caries Res 9: 59-65, 1975.

294. *Poulsen S, Agerbæk N, Melsen B, Korb D C, Glavins L, Rölla G:*
The effect of professional toothcleaning on gingivitis and dental caries in children after 1 year. Community Dent Oral Epidemiol 4: 195-199, 1976.

295. *Poulton D R:*
Correction of extreme deep overbite with orthodontics and orthognathic surgery. Am J Orthod Dentofac Orthop 96: 275-280, 1989.

296. *Quirynen M, Marechal M, Busscher H J, Weerkamp A K, Darius P L., van Steenberghe D:*
The influence of surface free energy and surface roughness on early plaque formation. An in vivo study in man. J Clin Periodontol 17: 138-144, 1990.

297. *Rabe H, Miethke R-R, Magwitz A:*
Ergebnisse werkstoffkundlicher und mikrobiologischer Untersuchungen von sogenannten Zahnspangenreinigern. Prakt Kieferorthop 1: 111-120, 1987.

298. *Rabe H, Miethke R-R, Newesely H:*
Gefüge und Festigkeit von Silberloten für die Kieferorthopädie nach Behandlung mit handelsüblichen „Zahnspangenreinigern". Dtsch Zahnärztl Z 41: 714-719, 1986.

299. *Ramfjord S P:*
Kieferorthopädie und parodontale Prophylaxe. In: Hösl E, Baldauf A, Diemberger R, Grosse P (Hrsg) Kieferorthopädie und Parodontologie, 113-126. Quintessenz, Berlin, 1985.

300. *Rateitschak K H:*
Orthodontics and periodontology. Int Dent J 18: 108-120, 1968.

301. *Rateitschak K H:*
Persönliche Mitteilung, 1991.

302. *Rateitschak K H, Rateitschak-Plüss E M, Wolf H F:*
Parodontologie (4): Rasch fortschreitende Parodontitis. Schweiz Mschr Zahnheilk 98: 51-56, 1988 a.

303. *Rateitschak K H, Rateitschak-Plüss E M, Wolf H F:*
Parodontologie (5): Juvenile Parodontitis. Schweiz Mschr Zahnheilk 98: 161-166, 1988 b.

304. *Rateitschak K H, Rateitschak-Plüss E M, Wolf H F:*
Farbatlanten der Zahnmedizin: Band 1: Parodontologie (2. Aufl.).Thieme, Stuttgart, 1989.

305. *Renggli H H:*
Auswirkungen subgingivaler approximaler Füllungsränder auf den Entzündungsgrad der benachbarten Gingiva. Eine kleine Studie. Schweiz Mschr Zahnheilk 84: 1-18, 1974.

306. *Renggli H H:*
Plaquehemmung durch Aminfluorid. Dtsch Zahnärztl Z 38: 45-49, 1983.

307. *Ripa LW, Leske G S, Sposato A, Varma A:*
Effect of prior toothcleaning on biannual professional APF topical fluoride geltray treatments: Results after two years. J Clin Prev Dent 5: 3-7, 1983.

Literatur

308. *Rosenbloom R G, Tinanoff N:*
Salivary Streptococcus mutans levels in patients before, during, and after orthodontic treatment. Am J Orthod Dentofac Orthop 100: 35-37, 1991.

309. *Rothen A, von Schär W W, Lang N P, Novak A:*
Plaque-Akkumulation auf drei zahnärztlichen Materialien. 8. Jahrestagung der Schweizerischen Gesellschaft für Parodontologie, 1978.

310. *Roulet J-F, Roulet-Mehrens T K:*
The surface roughness of restorative materials and dental tissues after polishing with prophylaxis and polishing pastes. J Periodontol 53: 257-266, 1982.

311. *Rugg-Gunn A J, MacGregor I D, Edgar W M, Ferguson M W:*
Toothbrushing behavior in relation to plaque and gingivitis in adolescent schoolchildren. J Periodont Res 14: 231-238, 1979.

312. *Rugg-Gunn A J, Hackett A F, Appleton D R, Jenkins G N, Eastoe J E:*
Relationship between dietary habits and caries increment assessed over two years in 405 English adolescent school children. Arch Oral Biol 29: 983-992, 1984.

313. *Rytömaa I, Tuompo H:*
Is the Dentocult dip-slide test useful in clinical practice? Proc Finn Dent Soc 74: 23-26, 1978.

314. *Sakamaki S T, Bahn A N:*
Effect of orthodontic banding on localized oral lactobacilli. J Dent Res 47: 275-279, 1968.

315. *Sangnes G:*
Effectiveness of vertical and horizontal brushing techniques in plaque removal. II. Comparison of brushing by six-year-old children and their parents. J Dent Child 41: 119-123, 1974.

316. *Sangnes G, Gjermo P:*
Prevalence of oral soft and hard tissue lesions related to mechanical toothcleaning procedures. Community Dent Oral Epidemiol 4: 77-83, 1976.

317. *Sangnes G, Zachrisson B, Gjermo P:*
Effectiveness of vertical and horizontal brushing techniques in plaque removal. J Dent Child 39: 94-97, 1972.

318. *Saxén L:*
Juvenile periodontitis. J Clin Periodontol 7: 1-19, 1980.

319. *Saxén L, Niemi M-L, Ainamo H:*
Intraoral spread of the antimicrobial effect of a chlorhexidine gel. Scand J Dent Res 84: 304-307, 1976.

320. *Saxer U P, Mühlemann H R:*
Motivation und Aufklärung. Schweiz Mschr Zahnheilk 85: 905-919, 1975.

321. *Saxer U P, Turconi B, Elsässer C:*
Patient motivation with the papillary bleeding index. J Prev Dent 4: 20-22, 1977.

322. *Schaeken M J, de Haan P:*
Effect of sustained-release chlorhexidine acetate on the human dental plaque flora. J Dent Res 68: 119-123, 1989.

323. *Schaeken M J, van der Hoeven J S, Hendriks J C:*
Effects of varnishes containing chlorhexidine on the human dental plaque flora. J Dent Res 68: 1786-1789, 1989.

324. *Schaeken M J, van der Hoeven J S:*
Influence of calcium lactate rinses on calculus formation in adults. Caries Res 24: 376-378, 1990.

325. *Scheie A A, Arneberg P, Krogstad O:*
Effect of orthodontic treatment on prevalence of Streptococcus mutans in plaque and saliva. Scand J Dent Res 92: 211-217, 1984.

326. *Scheinin A, Mäkinen K K:*
Turku sugar studies V-XIV and XVIII-XX. Acta Odontol Scand 33 (Suppl 70): 1-400, 1975.

327. *Scheinin A, Bánóczy J:*
Collaborative WHO xylitol field studies in Hungary. Acta Odontol Scand 43: 321-388, 1985.

328. *Schiött C R, Löe H, Jensen S B, Kilian M, Davies R M, Glavind R:*
The effect of chlorhexidine mouthrinses on the human oral flora. J Periodont Res 6: 84-89, 1970.

329. *Schiött C R, Löe H, Briner W W:*
Two years oral use of chlorhexidine in man. IV. Effect of various medical parameters. J Periodont Res 11: 158-164, 1976.

330. *Schlagenhauf U, Tobien P, Engelfried P:*
Der Einfluß kieferorthopädischer Behandlung auf Parameter des individuellen Kariesrisikos. Dtsch Zahnärztl Z 10: 758-760, 1989.

331. *Schmid H:*
Chemie und Oberflächenwirkungen der Aminfluoride. Dtsch Zahnärztl Z 38: 9-13, 1983.

332. *Schmid R, Barbakow F, Mühlemann H, de Vecchi P:*
Amine fluoride and monofluorophosphate. III. Rat caries inhibition by topical application daily or every 5th day. J Dent Child 51: 107-115, 1984.

333. *Schneider H-G, Rother R:*
Langzeitstudie über den Zustand der Gingiva während des Zahnwechsels. Fortschr Kieferorthop 50: 220-225, 1989.

334. *Schröder F-W:*
persönliche Mitteilung, 1992.

335. *Schröder H:*
Untersuchungen zur Pathogenese der Stoma-

titis prothetica unter besonderer Berücksichtigung hefeähnlicher Pilze. Habil. Schrift, FU Berlin, 1982.

336. *Schröder U, Granath L:*
Dietary habits and oral hygiene as predictors of caries in 3-year-old children. Community Dent Oral Epidemiol 11: 308-311, 1983.

337. *Schröder U, Lindstrom L-G, Olsson L:*
Interview or questionnaire? A comparison based on the relationship between caries and dietary habits in pre-school children. Community Dent Oral Epidemiol 9: 79-82, 1981.

338. *Schwartz H G:*
Safety profile of sanguinarine and sanguinaria extract. Compend Contin Educ Dent: 212-217, 1986.

339. *Seppä L, Hausen H:*
Frequency of initial caries lesions as predictor of future caries increment in children. Scand J Dent Res 96: 9-13, 1988a.

340. *Seppä L, Hausen H:*
Die Identifizierung von Kariesrisikopatienten. Eine Übersicht. Oralprophylaxe 10: 96-107, 1988b.

341. *Seppä L, Hausen H, Luoma H:*
Relationship between caries and fluoride uptake by enamel from two fluoride varnishes in a community with fluoridated water. Caries Res 16: 404-412, 1982.

342. *Shannon I L:*
Prevention of decalcification in orthodontic patients. J Clin Orthod 15: 694-705, 1981.

343. *Shaw J H:*
The effect of carbohydrate-free and carbohydrate-low diets on the incidence of dental caries in white rats. J Nutr 53: 151-162, 1954.

344. *Shaw W C, Addy M, Ray C:*
Dental and social effects of malocclusion and effectiveness of orthodontic treatment: a review. Community Dent Oral Epidemiol 8: 36-45, 1980.

345. *Sheiham A:*
Prevention and control of periodontal disease. In: Klavan B (Hrsg) International conference on research in the biology of periodontal disease, 309-368. Chicago, University of Illinois, 1977.

346. *Silness J, Roynstrand T:*
Relationship between alignment conditions of teeth in anterior segments and dental health. J Clin Periodontol 12: 312-320, 1985.

347. *Silverstein S, Gold S, Heilbron D, Nehus D, Wycoff S:*
Effect of supervised deplaquing on dental caries, gingivitis and plaque. J Dent Res 56 (Spec Issue): A85, 1977.

348. *Silverstone L-M:*
Remineralization phenomena. Caries Res 11 (Suppl 1): 59-84, 1977.

349. *Silverstone L-M, Wefel J S, Zimmerman B F, Clarkson B H, Featherstone M J:*
Remineralization of natural and artificial lesions in human dental enamel. Caries Res 15: 138-157, 1981.

350. *Simonsen R J:*
Retention and effectiveness of dental sealant after 15 years. J Am Dent Assoc 122: 34-42, 1991.

351. *Singh S M:*
Efficacy of a prebrushing rinse in reducing dental plaque. Am J Dent 3: 15-16, 1990.

352. *Skjörland K K:*
Plaque accumulation on different dental filling materials. Scand J Dent Res 81: 538-542, 1973.

353. *Slots J:*
The predominant cultivable flora of advanced periodontitis. Scand J Dent Res 85: 114-121, 1977a.

354. *Slots J:*
Microflora in the healthy gingival sulcus in man. Scand J Dent Res 85: 247-254, 1977 b.

355. *Sluiter J B, Purdell-Lewis D J:*
Lower fluoride concentrations for topical application. Caries Res 18: 56-62, 1984.

356. *Smith N, Lang N P, Löe H A:*
Cell-mediated immune response to plaque antigens during experimental gingivitis in man. J Periodont Res 2: 232-239, 1978.

357. *Smith B A, Shanbour G S, Caffesse R G, Morrison E C, Dennison J D:*
In vitro polishing effectiveness of interdental aids on root surfaces. J Clin Periodontol 13: 597-603, 1986.

358. *Smukler H :*
Der Einfluß der Okklusion auf das Parodont. In: Okklusales Einschleifen im natürlichen und im restaurierten Gebiß, 51-67. Quintessenz, Berlin, 1991.

359. *Socransky S S:*
Caries-susceptibility tests. Ann N Y Acad Sci 153: 137-146, 1968.

360. *Socransky S S, Haffajee A D, Goodson J M, Lindhe J:*
New concepts of destructive periodontal disease. J Clin Periodontol 11: 21-32, 1984.

361. *Sonis A L, Snell W:*
An evaluation of a fluoride-releasing, visible light-activated bonding system for orthodontic bracket placement. Am J Orthod Dentofac Orthop 95: 306-311, 1989.

362. *Southard G L, Boulware R T, Walborn D R, Groznik W J, Thorne E E, Yankell S L:*
Sanguinarine, an new antiplaque agent: Retention and plaque specificity. J Am Dent Assoc 108: 338-341, 1984.

363. *Southard M S, Cohen M E, Ralls S A, Rouse L A:*
Effects of fixed-appliance orthodontic treatment on caries indices. Am J Orthod Dentofac Orthop 90: 122-126, 1986.

364. *Spindel L, Person P:*
Floss design and effectiveness of interproximal plaque removal. Clin Prevent Dent 9: 3, 1987.

365. *Stecksén-Blicks C, Arvidsson S, Holm A-K:*
Dental health, dental care, and dietary habits in children in different parts of Sweden. Acta Odontol Scand 43: 59-67, 1985.

366. *Steinke A, Netuschil L, Riethe P:*
Der Einfluß verschiedener Fluorid- und Chloridverbindungen auf den ATP-Gehalt von Streptococcus mutans. Dtsch Zahnärztl Z 38: 41-44, 1983.

367. *Stephan R M:*
Intra-oral hydrogen-ion concentrations associated with dental caries activity. J Dent Res 23: 257-266, 1944.

368. *Stephen K W, Russell J I, Creanor S L, Burchell C H:*
Comparison of fibre optic transillumination and radiographic caries diagnosis. Community Dent Oral Epidemiol 12: 90-94, 1987.

369. *Stookey G K:*
Critical evaluation of the composition and use of topical fluorides. J Dent Res 69: 805-812, 1990.

370. *Stookey G K, Schemehorn B R:*
A method for assessing the relative abrasion of prophylaxis materials. J Dent Res 58: 588-592, 1978.

371. *Sturzenberger O P, Leonard G J:*
The effect of a mouthwash as an adjunct in tooth cleaning. J Periodontol 40: 299-301, 1969.

372. *Suhonen J, Tenovuo J:*
Neue Wege in der Kariesprävention. Phillip J 5: 279-286, 1989.

373. *Sundberg H:*
Dental health care systems in Scandinavia. The 1st international conference on preventive dentistry and epidemiology. Sunne, Schweden 8.-10. August 1988.

374. *Svanberg G:*
Influence of trauma from occlusion on the periodontium of dogs with normal or inflamed gingiva. Odontol Rev 25: 165-178, 1974.

375. *Svanberg M L, Loesche W J:*
Implantation of Streptococcus mutans on tooth surfaces in man. Arch Oral Biol 23: 551-556, 1978.

376. *Svanberg M L, Mjör I A, Ørstavik D:*
Mutans streptococci in plaque from margins of amalgam, composite, and glass-ionomer restorations. J Dent Res 69: 861-864, 1990.

377. *Svanbom D D, Davison C O:*
Crevicular delivery of sanguinaria to control gingivitis. J Am Dent Assoc 114: 591-594, 1987.

378. *Takahashi I, Okahashi N, Kanamoto T, Asakawa H, Koga T:*
Intranasal immunization of mice with recombinant protein antigen of serotype c Streptococcus mutans and cholera toxin b subunit. Arch Oral Biol 35: 475-477, 1990.

379. *Tell R T, Sydiskis R J, Isaacs R D, Davidson W M:*
Long-term cytotoxicity of orthodontic direct-bonding adhesives. Am J Orthod Dentofac Orthop 93: 419-422, 1988.

380. *Ten Cate J M, Jongbloed W L, Arends J:*
Remineralization of artificial enamel lesions in vitro. Caries Res 15: 60-69, 1981.

381. *Ten Cate J M:*
The effect of fluoride on enamel de- and remineralization in vitro and in vivo. In: Guggenheim B (Hrsg) Cariology today, 231-236. Karger, Basel, 1984.

382. *Theilade E:*
Microbiology of periodontal disease. J Clin Periodontol 7: 331-332, 1980.

383. *Thompson G W, Hargreaves J A, Anderson G H, Main P A, Peterson R D:*
Longitudinal changes of nutrient intake and caries in Canadian children. J Dent Res 62 (Spec Issue): Abstract Nr 241, 1983.

384. *Tiemann B:*
Das Niveau zahnärztlicher Versorgung steht gut im internationalen Vergleich. Zahnärztl Mitt 79: 764-770, 1989.

385. *Tinanoff N, Brady J M, Gross A:*
The effect of NaF and SnF_2 mouthrinses on bacterial colonization of tooth enamel: TEM and SEM studies. Caries Res 10: 415-426, 1976.

386. *Underwood M L, Rawls H R, Zimmerman B F:*
Clinical evaluation of a fluoride-exchanging resin as an orthodontic adhesive. Am J Orthod Dentofacial Orthop 96: 93-99, 1989.

387. *Van der Hoeven J S:*
Effect of calcium lactate and calcium lactophosphate on caries activity in programme-fed rats. Caries Res 18: 368-370, 1985.

Literatur

388. Van der Hoeven J S, Schaeken M J, Creugers T J:
Effect of a mouthrinse containing calcium lactate on the formation and mineralization of dental plaque. Caries Res 23: 146-150, 1989.

389. Van de Rijke J W:
Use of dyes in cariology. Int Dent J 41: 111-116, 1991.

390. Van der Velden U, van der Weijden G A, Jansen-Danser M, Nijboer A, Timmermann M:
Klinische Studie zur Wirksamkeit des Plaque-Entferners Braun Plak Control (D 5) im Vergleich zu einer herkömmlichen elektrischen Zahnbürste (Braun D 3) und einer manuellen Zahnbürste. Vorabinformation der Firma Braun, 1991.

391. Van Dijken J W, Sjöström S, Wing K:
The effect of different types of composite resin filling materials on marginal gingiva. J Clin Periodontol 14: 185-189, 1987.

392. Van Houte J H:
Bacterial specificity in the etiology of dental caries. Int Dent J 30: 305-326, 1980.

393. Varrela J:
Occurrence of malocclusion in attritive environment: a study of a skull sample from southwest Finland. Scand J Dent Res 98: 242-247, 1990.

394. Vestergaard V, Moss A, Pedersen H O, Poulsen S:
The effect of supervised tooth cleansing every second week on dental caries in Danish school children. Acta Odontol Scand 36: 249-252, 1978.

395. Völkl W, Mierau H D, Biehl P, Dornheim G, Reithmayer C:
Beitrag zur Ätiologie der keilförmigen Defekte. Dtsch Zahnärztl Z 42: 499-504, 1987.

396. Waerhaug J:
The interdental brush and its place in operative and crown and bridge dentistry. J Oral Rehabil 3: 107-113, 1976.

397. Waerhaug J:
Healing of the dento-epithelial junction following the use of dental floss. J Clin Periodontol 8: 144-150, 1981.

398. Wagner M J, Tvrdy J L, Barnes G P, Lyon T C, Parker W A:
Sodium retention from mouthwashes. Clin Prev Dent 11: 3-6, 1989.

399. Walker J D, Jensen M E, Pinkham J R:
A clinical review of preventive resin restorations. J Dent Child 57: 257-259, 1990.

400. Wang W N, Sheen D H:
The effect of pretreatment with fluoride on the tensile strength of orthodontic bonding. Angle Orthod 61: 31-34, 1991.

401. Wennström J, Lindhe J:
The effect of mouthrinses on parameters characterizing human periodontal disease. J Clin Periodontol 12: 86-93, 1986.

402. Wetzel W-E:
„Zuckertee-Karies" – eine neue Form der Milchzahnkaries bei Kleinkindern. Dtsch Zahnärztl Z 36: 330-332, 1981.

403. Wikner S:
An attempt to motivate improved sugar discipline in a 12-year-old high caries-risk group. Community Dent Oral Epidemiol 14: 5-7, 1986.

404. Wilcoxon D B, Ackerman R J, Killoy W J, Love J W, Sakumura J S, Tira D E:
The effectiveness of a counterrotational-action power toothbrush on plaque control and gingival health in orthodontic patients. Am J Orthod Dentofac Orthop 99: 7-14, 1991.

405. Williams P, Fenwick A, Schou L, Adams W:
A clinical trial of an orthodontic toothbrush. Eur J Orthod 9: 295-304, 1987.

406. Winter G B:
Problems involved with the use of comforters. Int Dent J 30: 28-38, 1980.

407. Wright G, Banting D, Feasby H:
Effect of interdental flossing in the incidence of proximal caries in children. J Dent Res 56: 574-578, 1977.

408. Wright G, Feasby H, Banting D:
The effectiveness of interdental flossing with and without fluoride dentifrice. Pediat Dent 2: 105-109, 1980.

409. Wunderlich R C, Lamberts D M, Caffesse R G:
The effect of waxed and unwaxed dental floss on gingival health. II. Crevicular fluid flow and gingival bleeding. J Periodontol 53: 397-400, 1982.

410. Yankell S L, Emling R C, Cohen D W, Vanarsdall R Jr:
A four-week evaluation of oral health in orthodontic patients using a new plaque-removal device. Compend Contin Educ Dent 6: 123-127, 1985.

411. Yaskell T, Kashket S:
Reduction of intraoral demineralization with timed intake of calcium lactate. J Dent Res 70: Abstract Nr 1500, 1991.

412. Yeung S C, Howell S, Fahey R:
Oral hygiene program for orthodontic patients. Am J Orthod Dentofac Orthop 96: 208-213, 1989.

413. Youngblood J J, Killoy W J, Love J W, Drisko C:
Effectiveness of a new home-plaque removal instrument in removing subgingival and interproximal plaque: a preliminary in vivo report. Compend Contin Educ Dent 6: 128-132, 1985.

414. *Zachrisson B U:*
Oral hygiene for orthodontic patients: Current concepts and practical advice. Am J Orthod 66: 487-497, 1974.

415. *Zachrisson B U:*
Fluoride application procedures in orthodontic practice. Current concepts. Angle Orthod 45: 72-81, 1975.

416. *Zachrisson B U:*
Cause and prevention of injuries to teeth and supporting structures during orthodontic treatment. Am J Orthod 69: 285-300, 1976.

417. *Zachrisson B U:*
A posttreatment evaluation of direct bonding in orthodontics. Am J Orthod 71: 173-189, 1977.

418. *Zachrisson B U, Zachrisson S:*
Caries incidence and orthodontic treatment with fixed appliances. Scand J Dent Res 79: 183-192, 1971.

419. *Zachrisson S, Zachrisson B U:*
Gingival condition associated with orthodontic treatment. Angle Orthod 41: 26-34, 1972.

420. *Zachrisson B U, Alnæs L:*
Periodontal condition in orthodontically treated and untreated individuals.I. Loss of attachment, gingival pocket depth and clinical crown height. Angle Orthod 43: 402-412, 1973.

421. *Zachrisson B U, Brobakken B O:*
Clinical comparison of direct versus indirect bonding with different bracket types and adhesives. Am J Orthod 74: 66-78, 1978.

422. *Zickert I, Emilson C-G, Krasse B:*
Effect of caries preventive measures in children highly infected with the bacterium Streptococcus mutans. Arch Oral Biol 27: 861-868, 1982.

423. *Zyskind K, Zyskind D, Duncker M, Miethke R-R, Steinberg D, Friedman M:*
Eine neue Methode zur Inhibition von Plaque-Akkumulation bei Kindern mit herausnehmbaren kieferorthopädischen Geräten. Prakt Kieferorthop 4: 53-58, 1990.

7 Material- und Instrumentenverzeichnis

Nachfolgend sind die im Text erwähnten bzw. auf Abbildungen dargestellten Materialien, Instrumente und Geräte aufgelistet. Soweit bekannt, sind stets die Wirksubstanzen mit der jeweiligen Konzentration angegeben. Meist ist der Originalhersteller oder seine deutsche Niederlassung aufgeführt. Alle Materialien, Instrumente oder Geräte sind über deutsche Dental-Depots bzw. Apotheken zu beziehen.

1. Bestimmung des Kariesrisikos

1.1 Tests

a) Mutans Streptokokken-Test

Dentocult SM strip mutans   Orion Diagnostica, Espoo, Finnland
(Normalpackung: 10 Substratröhrchen, 10 Plastikstäbchen, 10 Bacitracintabletten, 10 Paraffinstücke)

b) Laktobazillen-Test

Dentocult LB   Orion Diagnostica, Espoo, Finnland
(Normalpackung: 10 Agar-Träger, 10 Paraffinstücke)

c) Pufferkapazitäts-Test

Dentobuff strip   Orion Diagnostica, Espoo, Finnland
(Normalpackung: 10 Teststreifen, 10 Einwegpipetten, 10 Paraffinstücke)

1.2 Brutschrank (Inkubator)

Cultura 245   Almedica AG, Galmiz, Schweiz

Material- und Instrumentenverzeichnis

2. Karies-Diagnostik

Kaltlichtprojektor (Faseroptiktransilluminationsgerät)

Fleximed 350 HM   Schölly Fiberoptik GmbH, Denzlingen
(Lichtträger Diagnostiksonde, Modell „Göttingen". Zusätzlich mit Polymerisationslichtleiter zur Polymerisation von Komposits lieferbar. Außerdem enthält das Gerät ein „Plaquelicht" zur Sichtbarmachung von Plaque bei Verwendung von fluoresceinhaltigen Plaquefärbemitteln)
alternativ: Fleximed 90 HM (nur zur Diagnostik)

3. Plaquefärbemittel

Erythrosin-Lösung   Rezeptur: 5% Erythrosin B (E127) und ein Tropfen Anisöl auf 5 ml Erythrosin
2-Tone   Lorvic Corp., St. Louis, USA
(60 ml) zweiphasig: Erythrosin E127 färbt „junge" Plaque, Brillantblau E 133 färbt „alte" Plaque; ohne Jod

4. Zahnbürsten

a) Handzahnbürsten

Butler GUM   J.O. Butler Co., Chicago, USA
Zahnbürste Kompact, schmal (#407)
Elmex super 29   Wybert GmbH, Lörrach
Oral-B Plus P30   Oral-B Laboratories GmbH, Frankfurt
Oral-B Indicator   Oral-B Laboratories GmbH, Frankfurt
Ortho P 35   Oral-B Laboratories GmbH, Frankfurt

c) Elektrische Zahnbürsten

Interplak   Bausch & Lomb GmbH, Berlin
Rota-dent   Rota-dent, Grünwald
Plak Control   Braun AG, Kronberg/Taunus,
                            Bürstkopf: Oral-B Laboratories GmbH, Frankfurt

5. Hilfsmittel für die Interdental- und Bracketreinigung

a) Zahnseide

Superfloss   Oral-B Laboratories GmbH, Frankfurt
(50 Fäden), ungewachst

b) Interdentalbürsten

Oral-B Oral-B Laboratories GmbH, Frankfurt
Elmex Wybert GmbH, Lörrach
(Draht mit Kunststoff ummantelt) im Set mit Einbüschelbürste (Griff für Interdentalbürste und Einbüschelbürste identisch)

c) Einbüschelbürste

Elmex Wybert GmbH, Lörrach
(abgerundete Borsten) im Set mit Interdentalbürste (Griff für Interdentalbürste und Einbüschelbürste identisch)

6. Prophylaxepasten

Superpolish Hawe-Neos Dental, Gentilino, Schweiz
(45 g) ohne Fluorid

Prophypasten CCS, Clean Chemical Sweden, Börlange, Schweden
(60 ml) Exportversand: Svenska Dental Instrument AB
  Upplands Väsby, Schweden
Prophypasten sind in vier verschiedenen Abrasivitätsgraden erhältlich:

Zusammensetzung:

	Bimsstein	amorphes Silikat	Natriumfluorid
CCS 40	max. 2 µm	max. 2 µm	0,22% (= 0,1% Fluorid)
CCS 120	–	max. 20 µm	0,22% (= 0,1% Fluorid)
CCS 170	max. 70 µm	max. 20 µm	0,22% (= 0,1% Fluorid)
CCS 250	max. 125 µm	–	0,22% (= 0,1% Fluorid)

Cleanic Hawe-Neos Dental, Gentilino, Schweiz
(200 g) ca. 50% Perlit (Vulkanglas, besteht aus 75% SiO_2, 11,5% Al_2O_3, 5% K_2O, 5% Na_2O, 2% Fe_2O_3), 45% organische Phase, 3% Füllstoffe; Pfefferminz, Menthol; mit und ohne Fluorid, fluoridhaltige Version: 0,15% Fluorid (Kalziumfluorid)
Grundausstattung: Container, Patrone mit Cleanic Paste, 12 Prophy-Clips (Fingercups), 6 Spatel

7. Zahnstein-Reinigungsgerät

Prophy-Jet De Trey Dentsply GmbH, Dreieich

8. Pharmazeutische Adjuvantien

8.1 Fluoride

a) Fluorid-Tabletten

Fluoretten　　　　　　　　　Albert-Roussel Pharma, Wiesbaden
(300 Tabletten) 0,25 mg, 0,50 mg, 0,75 mg und 1,0 mg Fluorid (Natriumfluorid)
D-Fluoretten 500/1000　　　Albert-Roussel Pharma, Wiesbaden
(90; 600 und 1200 Tabletten) 0,25 mg Fluorid aus Natriumfluorid;
Colecalciferol (500 bzw. 1000 I.E. Vit D_3)/Tablette

b) Fluoridiertes Speisesalz

„SEL-Flujosal-Meersalz"　　Salins du Midi, Montpellier, Frankreich
　　　　　　　　　　　　　　Vertrieb in Deutschland: Nord-Süd
　　　　　　　　　　　　　　Salzhandelsges. m.b.H., München
(500 g) 250 mg Fluorid und 15 mg Jodid pro Kilogramm Salz

c) Fluorid-Zahnpasten

Elmex　　　　　　　　　　　Wybert GmbH, Lörrach
(75 ml) 0,125% Fluorid (0,115% aus dem Aminfluorid Olaflur und 0,01% aus dem Aminfluorid Hetaflur); pH 5,7
Elmex Kinder-Zahnpasta　　Wybert GmbH, Lörrach
(50 ml) 0,025% Fluorid (Aminfluorid Olaflur) mit Konservierungsmittel p-Hydroxybenzoesäuremethylester; pH 5,9-6,2
Kariodent　　　　　　　　　Blend-a-med Blendax GmbH, Mainz
(75 ml) 0,145% Fluorid (Aminfluorid Olaflur) mit Konservierungsmittel p-Hydroxybenzoesäuremethylester; pH 6,0

d) Fluorid-Spüllösungen

ACT　　　　　　　　　　　　Johnson & Johnson Dental, Düsseldorf
(300 ml mit Dosierspender) 0,025% Fluorid (Natriumfluorid); pH 5,5
„Mint" (grün) – oder „Zimt" (rot) – Geschmack; ACT (rot) ohne Alkohol
Elmex Fluorid-Zahnspülung　GABA AG, Therwil, Schweiz
(nicht in Deutschland erhältlich!); pH 5,5
(400 ml mit Dosierspender) 0,025% Fluorid (0,01% aus Aminfluorid Olaflur, 0,015% aus Natriumfluorid); ohne künstliche Farbstoffe
Meridol　　　　　　　　　　Wybert GmbH, Lörrach
(400 ml) 0,025% Fluorid (0,0125% aus Aminfluorid Olaflur, 0,0125% aus Zinnfluorid); pH 4,5

e) Fluorid-Gelees

Elmex Gelee (1,25%)　　　　Wybert GmbH, Lörrach
(25, 38 und 215 g) 1,25% Fluorid (0,23% aus dem Aminfluorid Olaflur und 0,02% aus dem Aminfluorid Dectaflur, 1,0% aus Natriumfluorid); pH 5,0

Elmex Gelee (0,4%)   BV GABA, Almere, Niederlande
(nicht in Deutschland erhältlich!)
(35 und 450 ml) 0,4% Fluorid (0,23% aus dem Aminfluorid Olaflur und 0,02% aus dem Aminfluorid Dectaflur, 0,15% aus Natriumfluorid); pH 5,0

f) Fluorid-Lacke

Duraphat Woelm   Rorer GmbH, Bielefeld
(5 Zylinderampullen zu 1,6 ml Suspension) 2,26 % Fluorid (1 ml enthält 50 mg Natriumfluorid in einer alkoholischen Lösung von Naturharzen)
Fluor Protector   Vivadent Dental GmbH, Ellwangen/Jagst
(25 oder 50 Ampullen à 1 ml) 0,7% Fluorid in Form von Difluorsilanen

8.2 Chlorhexidin

a) Chlorhexidin-Spüllösung

Chlorhexamed   Blend-a-med Blendax GmbH, Mainz
(200 ml und 1 Liter) 0,1 g Chlorhexidindigluconat/100 ml
Corsodyl   ICI Pharma, Plankstadt
(300 ml und 1 Liter) 0,2 g Chlorhexidindigluconat/100 ml

b) Chlorhexidin-Gel

Corsodyl Gel   ICI Pharma, Plankstadt
(50 g) 1% Chlorhexidindigluconat

8.3 Sanguinarin

a) Sanguinarinhaltige Spüllösung

PerioGard   Colgate-Palmolive GmbH, Hamburg
(300 ml) 0,03% Sanguinaria-Extrakt; pH 3,0

b) Sanguinarinhaltige Zahnpasta

PerioGard   Colgate-Palmolive GmbH, Hamburg
(50 ml) 0,075% Sanguinaria-Extrakt, 0,8% Natriummonofluorphosphat; pH 5,5

8.4 Andere Präparate zur Plaquehemmung

Plax   Taylor Kosmetik GmbH, Karlsruhe
(250 und 500 ml) Natrium-Benzoat (2%), Polysorbat 20 (0,8%), Natrium-Bikarbonat (0,5%), Natrium-Laurylsulfat (0,25%), Natrium-Salizylat (0,2%), Allantoin (0,2%), Zitronensäure (0,1%)

Reach Anti-Plaque   Johnson & Johnson, Düsseldorf
(300 ml mit Dosierspender) 0,025% Fluorid (Natriumfluorid), 0,05%
Cetylpyridiniumchlorid; pH 6,0-6,5
„Mint" (grün) bzw. „Zimt" (rot) – Geschmack

9. Besondere zahnärztliche Materialien

9.1 Fissurenversiegler

a) Komposite (chemisch härtend)

Delton tinted (gefärbt)	Johnson & Johnson, Düsseldorf
Concise White Sealant	3 M Medica GmbH, Borken (Westfalen)

b) Glasionomerzement

Fuji III   G-C International, Hofheim

9.2 Fluoridhaltige Bracketkleber

Fluorobond	Ormco Dental GmbH, Lindenberg
Light Bond Excel	Reliance Orthodontic Products, Itasca, USA

9.3 Fluoridhaltiges PMMA zur Herstellung herausnehmbarer Geräte

Orthocryl Plus   Dentaurum, Pforzheim

10. Sonstiges

a) Flexible Tiefziehschienen als Medikamententräger (Chlorhexidin-Gel)

Erkoflex 2,0 mm	Erkodent Erich Koop GmbH, Pfalzgrafenweiler
Bioplast 2,0 mm	Scheu-Dental, Iserlohn

b) Vorrichtung für relative Trockenlegung

Dry Field System   Nola, Kenner, USA

c) Ultraschallbad zur Reinigung herausnehmbarer Geräte

Ultraclin   Blend-a-med Blendax GmbH, Mainz

8 Danksagungen

Zuallererst möchten wir uns bei Herrn *Professor Klaus H. Rateitschak* vom Zahnärztlichen Institut Basel für das ehrenvolle Geleitwort sowie die kritische und doch konstruktive Durchsicht des Manuskripts bedanken.

Ferner gebührt ein Dank Herrn *Dr. Wolfgang Schmiedel,* Landesvorsitzender des Berufsverbandes der Deutschen Kieferorthopäden, Berlin, für seine engagierte Kritik des Textes.

Dieses Buch wäre in der vorliegenden Form nicht ohne die Unterstützung von Mitarbeitern der Zahnklinik Nord zustande gekommen.

Wir schulden daher Dank:

- den wissenschaftlichen Assistenten *Dr. Boutros Fadel, Dr. Christina Hein, Dr. Thomas Kreis* und *Dr. Andreas Schiffer,* die uns klinische Fotos zur Verfügung stellten.
- Herrn *Dr. Götz M. Lösche* für seine Unterstützung bei der Herstellung der rasterelektronenmikroskopischen Abbildungen.
- Herrn *Wolfgang Lorenz* für das gewissenhafte Ausarbeiten einiger Grafiken.
- Herrn *Raymond Hoey* für seine fotografischen Aufnahmen sowie das Entwickeln der Dias, die den Abbildungen zugrunde liegen.
- Herrn *Haase,* Herrn *Kirsten* und allen Mitarbeitern des Quintessenz-Verlages für die Umsetzung unseres Manuskriptes in die Buchform.

9 Sachregister

A

Actinobacillus actinomycetemcomitans 24
Aminfluorid 44, 94, 97 ff., 103
Approximalflächen-Karies 11, 34, 42, 54 f., 59, 65, 96 f., 108, 112, 119 ff.
Ästhetische Zahnheilkunde 16, 47
Attachmentverlust 13, 56

B

Bacteroides gingivalis 24, 56
Befestigungszement 57
Bißflügelaufnahmen 11, 55, 108 ff., 120, 122
Bracket
– Initialkaries 13 f., 53 ff., 59 f., 115
– Kariesrisiko 53 ff., 59 f., 103 ff.
– Plaque 53, 57 ff., 77 ff., 86, 103, 124
Bracketkleber 55, 57, 59 f., 125, 127
– fluoridfreisetzend 99 f.

C

Cetylpyridiniumchlorid 106 f.
Chlorhexidin 100 ff.
– Gel 102 ff., 107, 119
– Lack 102
– Nebenwirkungen 99 ff., 106
– Spüllösung 72, 99 ff., 105, 113, 116 f., 125 f.
– Wirkungsmechanismen 100 ff., 113

D

Demineralisation 19, 26, 39 f., 44, 53, 77, 95, 100, 125
Dentofaziale Ästhetik 16 f.
DMFT/DMFS 11 f.

E

Einbüschelbürste 81 f.
Ernährung 19, 36 ff., 70, 92 ff.
– fast food 37
– Kariogenität 19, 21, 37 f., 92
– ~slenkung 27, 36 f., 45 f., 92 f., 115 f., 124
– Zwischenmahlzeiten 37 f., 92, 119
Erythrosin 72 ff.

F

Festsitzende Kfo-Behandlung 47 ff., 53 ff., 115 ff.
– Gingivitis 57, 61
– Häufigkeit 47 f.
– Karies 14 f., 48, 54, 59 ff.
– Laktobazillen 93
– Streptokokkus mutans 58 f.
Fissuren-Karies 29, 34, 41 f., 59, 87, 96, 102, 108, 111 f., 121 ff.
– Versiegelung 38, 87, 102, 111 f., 122 f.
Fluorapatit 39, 41
Fluorid 38 ff., 94 ff.
– Gel 43, 45, 84, 95

- Lack 45, 95 f.
- Speisesalz 43
- Spüllösung 43 ff., 94 f., 97 ff., 106, 116
- Tabletten 38 f., 43, 45, 94 f.
- Trinkwasser 27, 42 f., 94
- Wirkungsmechanismen 39 ff.
- Zahnpaste 27 f., 39, 44 f., 76, 84, 99, 106, 116

G

Gingiva-Blutungs-Index (GBI) 32, 73 ff., 119, 124
Gingivahyperplasien 16, 60, 77, 79, 117
Gingivektomie 56, 61, 117
Gingivitis 11, 13, 23 f., 29 ff., 34, 50 f., 56, 74 ff., 100 f., 105 f. 127 f.
- Prävalenz 11, 13
- Symptome 31, 50, 78
Glasionomerzement 58, 99, 122

H

Haftvermittler 127
Hawthorne-Effekt 29
Herausnehmbare Geräte 51 f., 113 f.
- Häufigkeit 47 f.
- Mundhygiene 51 f.
Hydroxylapatit 39, 41

I

Immunisierung 38
Indizes 11, 71, 73 ff.
Initialkaries (white-spot) 13 f., 53 ff., 59, 115
Instruktion 116, 119, 124 ff.
Interdentalreinigung
- Interdentalbürste 78, 81, 83, 124
- Zahnseide 29, 32, 34 f., 77, 80 ff., 116, 125

K

Kaltlichtdiagnostik 108, 110 f.
Kalziumlaktat 44, 46
Karies
- Ätiologie 19 ff.
- Prävalenz 11 f.
- - Polarisierung der ~ 65
Kariesprophylaxe 27, 44 f., 99, 107, 114
- durch Kfo-Behandlung 13 f., 48 ff.
Kariesrisiko 38, 49, 51 ff., 65 ff., 103 ff., 108, 112, 116, 119, 125
- Formel 72
- Kariestyp 65
- Laktobazillen 68 ff., 93
- Mutans Streptokokken 66 ff.
- Pufferkapazität 70 f.
Keilförmige Defekte 33
Kfo-Bänder
- Initialkaries 13, 54, 97, 115, 124
- Karies 13, 55, 58, 60, 115, 124
- Parodontitis 56 f., 81, 83, 124
- Plaque 53, 57 f., 81, 83, 103, 124
Kfo-Frühbehandlung 63 f.
Kohlenhydrate 19, 21 f., 26, 36, 39, 41, 71
Koloniebildende Einheiten 55
Komposit 53, 57 ff., 92, 99 f., 127
Korrosion 113
Kreuzbiß 47, 49
Kupferzement 58
Küretten 87

L

Laktobazillen 19 f., 26, 40, 54, 68 ff., 72, 92 f., 99, 112, 119, 124 f.
Lingualtechnik 60, 77 ff., 117

M

Medikamententräger 102 ff., 119
Motivation 32, 34, 64, 73, 115 f., 124 f.
Mundgesundheit
- Wissensstand in der Bevölkerung 27 f.
Mundhygiene 28 ff., 72 ff., 113 f., 115 f., 124 f.
- Instruktionen 29, 73, 85, 124 f.
- - bedarfsorientierte ~ 29, 76 f.
Mutans Streptokokken, s. Streptokokkus mutans

N

Natriumfluorid 44, 94 f., 97, 103, 106 f.

P

Papillen-Blutungs-Index (PBI)	31, 74
Parodontalprophylaxe	
– durch Kfo-Behandlung	48 ff.
Parodontitis	
– Ätiologie	23 ff., 30
– des Erwachsenen (AP)	23 f., 116
– juvenile ~ (LJP)	23 f., 30, 116
– Prävalenz	11, 13
– Resistenz	30 f.
– Risiko	29 f., 50, 116
– schnell verlaufende ~ (RPP)	23 f., 116
PFRI, s. Plaquebildungsrate	
Plaque	19 f., 23 ff., 30 ff., 39, 44 ff., 49 ff., 56 ff., 71 ff., 84 ff., 96 ff., 99 ff., 105 ff., 112 f., 115 f., 119, 121, 124 f., 127
– kariogene ~	19 ff., 25
– parodontopathische ~	23 ff.
– spezifische ~	22
Plaque-Indizes	72, 74 f.
Plaque-Revelatoren	
– Erythrosin	72, 74
– Brillantblau	72
– Fluoreszein	72
Plaquebildungsrate (PFRI)	29, 71, 76
PMMA-Kunststoff	
– chlorhexidinfreisetzend	113
– fluoridfreisetzend	100, 113
Prävention	
– Basis-~	107, 116, 128
– Recall	13, 29, 34, 116 f., 125, 128 f.
– Zusatz-~	116, 128
Primär-Primär-Prophylaxe	108
Primärprophylaxe	13
Professionelle Zahnreinigung	29, 34, 38, 45, 50, 57, 60, 71, 73, 85, 87 ff., 96, 115 ff., 125
„prophylaktisches" Gedächtnis	60
Prophylaxe	
– Bewußtsein	32 f., 64
– Erziehung	63 f., 115
– Intensiv-~	65, 71
– Konzept	27 ff., 127 ff.
Prophylaxepasten	87 ff.
– Dentinabrasion (RDA)	89
– Schmelzabrasion (REA)	89

R

Recall	13, 29, 34, 116 f., 125, 128 f.

Remineralisation	22, 39 f., 43 f., 46, 53, 76, 94 f., 108, 114 f., 128
Remotivation	29, 116
Restaurationsüberhänge	112
Retentionsphase	115, 127

S

Saccharose	21, 25 f., 36 ff., 72, 93 f., 124
Sanguinarin	72, 105 f., 116, 125, 128
Sekundärkaries	56, 58, 99, 112, 122
Speichel	21 f., 40 f.
– antikariogene Wirkungsmechanismen	21 f., 65
– Fließrate	65, 70 f.
– Glykoproteine	22, 65, 71
– Pufferkapazität	65, 70 f., 78
Stephanskurve	93
Streptokokkus	
– mutans	19 ff., 26, 38, 54, 66 ff., 71 f., 76 f., 97, 99, 101 ff., 105, 107 f., 112, 119, 125
– sobrinus	21, 26, 101, 103
Stützzone	
– Platzhalter	63 f.

T

Telemetrie	29
Turku-Studien	37, 39

U

Überbiß	49
Ultraschall-Reiniger	113

V

Vipeholm-Studie	37, 39

W

Wirt-Antigen-Beziehung	30

X

Xylit   37, 39

Z

Zahnbürste   28, 32 ff., 52, 76 ff., 124
– elektrische   34, 84 ff., 125
Zahnengstand
– Gingivitis   50
– Karies   49 f.
– Parodontitis   50
Zahnhölzchen   32, 85
Zahnputz
– ~ dauer   32
– ~ frequenz   28, 30, 76
– ~ techniken   32 ff., 78
– – modif. Bass-Technik   32, 78, 124
– – Roll-Technik   33
– – „Schrubber-Technik"   33, 78, 124
Zahnseide   29, 32, 34 f., 77, 80 ff., 116, 125
Zahnspangenreiniger   113
Zinnfluorid   58, 97 ff., 103
Zuckerteekaries   36
Zuckeruhr   93 f.